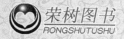
荣树图书
RONGSHUTUSHU

孕事繁杂　千头万绪　到底从何做起

孕产期保健
专家指导

Yunchanqi baojian zhuanjiazhidao

- ■主编◎李淑娟　何　鑫
- ■编者◎张松涛　冯素芳　孙丽岩　孙瑞娟　李喜军
　　　　赵英霞　崔雅楼　韩如兰　魏　岩　魏　欣
　　　　张　敏　唐　糖　刘静霞　裴冬梅　罗　菲

U0251024

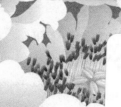
人民军医出版社
PEOPLE'S MILITARY MEDICAL PRESS

图书在版编目（CIP）数据

孕产期保健专家指导 / 李淑娟，何鑫主编 . -- 北京：
人民军医出版社，2015.9
　ISBN 978-7-5091-8465-3

　Ⅰ . ①孕…　Ⅱ . ①李…　②何…　Ⅲ . ①妊娠期—妇幼
保健②产褥期—妇幼保健　Ⅳ . ① R715.3

中国版本图书馆 CIP 数据核字（2015）第 138043 号

策划编辑：崔晓荣　　文字编辑：刘兰秋　刘新瑞　　责任审读：郁　静
出版发行：人民军医出版社　　　　　　　　　经销：新华书店
通信地址：北京市100036信箱188分箱　　邮编：100036
质量反馈电话：（010）51927290；（010）51927283
邮购电话：（010）51927252
策划编辑电话：（010）51927288
网址：www.pmmp.com.cn

印、装　三河市潮河印业有限公司
开本：710mm×1010mm　1/16
印张：16.25　　字数：273千字
版、印次：2015年9月第1版第1次印刷
印数：0001-5000
定价：37.00元

内容提要

　　本书详细叙述了十月孕程遇到的各种问题，需要注意哪些事情，包括孕妈妈身体不适怎样服药、怎样食疗、怎样滋补，如何根据胎儿的发育特点及孕妈妈的身体变化补充营养，需要注意的饮食宜忌。同时，重点罗列食谱，让孕妈妈的饮食保健更有针对性、实用性。本书可作为已经怀孕和准备怀孕的女性及其家人孕产保健的指导用书。

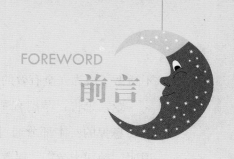

　　孕事繁杂，千头万绪，到底从何做起？老人有老人的说法，医师有医师的教化，是老人的"经验之谈"重要还是医师的科学孕育有方？不听吧说你任性，听吧又觉得不能太草率从事，毕竟，时至今日，怀孕早已是很重要的事情了。

　　之所以这么说，因为怀孕之事涉及方方面面，一个细小的环节出了问题，孕育之事就可能付诸东流。对此，不仅是孕妈妈，还有准爸爸等既充满惊喜又心生种种困惑，既有对十月孕程的担心，又有对宝宝到来的憧憬，既有孕育孩子的神圣感，又对孕程中各种可能遇到的问题担忧，怎么办？很简单，专业的事情交给专家去做，所以，十月孕程，让我们一道来听听专家怎么说。

　　专家在线：我们收集了不同月份孕育的重要事项，以"有言在先"的形式，说明要注意的各种事情，即使第一次怀孕，也不必惊慌，更不必纠结于家人、旁人的"经验之谈"，按部就班照章行事，真正实现"我的孕育我做主"。

　　专家举荐：怀孕了怎么吃？该大补特补？错！吃对比吃好更重要。在此项里，我们根据胎儿的发育特点及孕妈妈的身体变化，详细说明了本月需要补充的营养素，需要注意的饮食宜忌，同时，重点罗列食谱，让孕妈妈的饮食保健更有针对性、实用性。

　　专家诊疗：孕期十月，难免遭遇不适，遇到不适怎么办？原则上我们不主张孕期服药，可以采用食疗、理疗的方式调治，帮孕妈妈安度孕期，正是从这样的初衷，本部分就该时段容易出现的孕期不适做了最为安全有效的调理。

专家忠告：孕期有哪些事情要注意，有哪些事情是一忙起来就容易忘掉的？本部分通过"专家之口"将哪些孕期的"要事"一一说明，做到为孕期"保驾护航"不留死角。

在此强调，怀孕是个技术活，莫让一个小小的疏忽断了你做父母的夙愿，别让一个不注意或一个不小心让孕育功亏一篑，更不要因为求吃好不求吃对的饮食观念，让孕育成为"竹篮打水一场空"的悲剧。

书在手上，宝宝在肚中，一系列的"怎么办"，一系列的"担心"全交给它——《孕产期保健专家指导》，好孕在心中，好运在手中。祝福：一路好孕程，母子两康健！

编　者
2015 年 6 月

目录
Contents

目录 Contents

第2章 ▸ 孕2月 胎心开始跳动的岁月

Contents 目录

第3章 孕3月 人模人样的关键期

目录 Contents ♥

第4章 ► 孕4月 大脑开始迅速发育

★ Contents 目录

目录 Contents

第6章 ▶ 孕6月　大脑皮质发育完成

Contents 目录

第7章 孕7月 胎儿开始有记忆了

目录 Contents ❤️➕

第8章 ▶ 孕8月 各器官发育趋完善

Contents 目录

目录 Contents

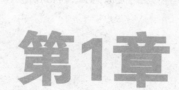

第1章

好孕驾到
须知孕育那些事儿

※ 胎儿变化：胎儿身长1厘米左右

身长：1厘米左右。

体重：约1克。

外貌：长大后的肤色、身高、长相等已经处于相对确定的状态。

其他：此时的胎儿被叫作"胎芽"，胎儿的神经系统、血管系统及循环系统的原形几乎都已经出现。

※ 孕妈妈变化：乳房稍硬，子宫壁柔软

子宫：子宫的大小与孕前相比没什么变化，但子宫壁会变得柔软。

乳房：乳房会稍变硬，乳头颜色变深且很敏感。

反应：并无明显的妊娠反应。

其他：有些准妈妈会感到类似感冒一样的症状。

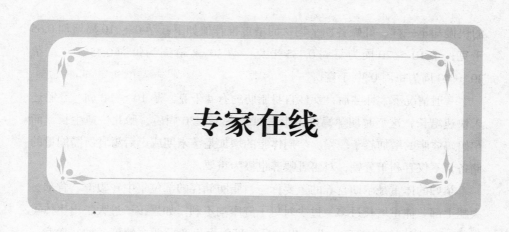

专家在线

※ 计划怀孕，算一算自己体重超标了吗

对于怀孕(妊娠)，很多女性的顾忌之一就是要失去苗条的身材，不难想象，很多人认为孕期要顾及胎儿的营养，自然过瘦不行，那么，胖了就好吗？其实，体重超标照样不好。

怀孕期间，很多人担心胎儿的营养不够，于是大吃大喝，最终导致胎儿体重超标，这不仅造成孕妇负担过重、生产危险因素增多，还给未来宝宝的健康埋下隐患。过瘦不行，体重超标也不行，那么，孕期体重怎样算正常呢？我们来看看孕期母体的体重变化情况。

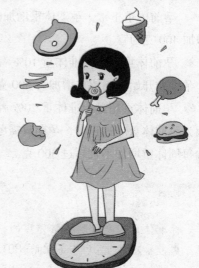

总体来看，孕妈妈体重增加 12.45 千克（公斤）左右是正常的。这 12.45 千克都具体包含哪些重量呢？第一为妊娠的产物，如胎儿、胎盘和羊水，总增加量约为 4.7 千克；第二是母体乳腺、子宫等组织的增长，以及血液和细胞外液的增加，总增加量为 3.75 千克；第三是为泌乳而储备的脂肪，约 4 千克。其中胎儿、胎盘、羊水、增加的血浆容量及增大的乳腺和子宫属于孕期体重增加所必需的指标，所以，又称为必要性体重增加。

总体情况是这样，但怀孕后体重增加并非是匀速的，不同时期，体重增加的快慢却不一样，妊娠各期平均每周增重推荐值如下：孕 0～10 周增加 0.65 千克；孕 10～20 周为每周 0.335 千克；孕 20～30 周为每周 0.45 千克；孕 30～40 周为每周 0.33 千克。

一般情况下，怀孕后，女性自身脂肪约有 4 千克。孕 10～30 周，胚胎还未快速增长，这个时期孕妈妈体脂增加最快。孕 30 周后，胎儿快速生长，而孕妈妈体脂的增加趋于缓慢。孕期体脂的增加是孕末期或产后泌乳所需能量的储备，不仅有利于分娩，对泌乳喂养也极为重要。

孕妇的体重是孕期营养的重要标志，脂肪储存的部位集中在腹部、背部、大腿上部。体重增长过多、过少对母子健康均不利。如果孩子过大，出生体重大于 4000 克即被称为巨大儿，出生后有可能发生产后低血糖等各种并发症，即使产后没有立即表现出来，也会使成年后继发肥胖、高血脂、高血压、心脑血管疾病、糖尿病的危险性明显增加。因此，孕期饮食不能随心所欲，建议从孕中期开始应每周称量和记录体重，根据体重的增加调整食物摄入量。

那么，孕前体重与孕期体重适宜增加的目标值有什么关系呢？这里推荐可供参考的标准。

❶ 孕前体重正常，孕期体重增加的适宜值为 12 千克，孕中期开始每周体重增加 400 克为宜。

❷ 孕前体重低于标准体重 10% 者，孕期体重增加的目标值为 14～15 千克，孕中期开始每周体重增加为 500 克。

❸ 孕前体重超过标准体重 20% 者，孕期体重增加以 7～8 千克为宜，这是因为孕前体重超过正常，孕期只需考虑必要性体重即可，所以，建议孕中期开始每周体重增加不宜超过 300 克。

温馨提醒

标准体重：是反映正常体重的指标，用身高与体重的关系来表示。

男性标准体重：[身高 (cm)-80]×70 %

女性标准体重：[身高 (cm)-70]×60 %

体重在标准体重正负 10 % 之间的为正常体重，在标准体重正负 10 %～20 % 的为体重过重或过轻，在标准体重正负 20 % 以上的为肥胖或体重不足。

❋ 痛下决心，舍不得也要远离化妆品

美丽是女人的"第二生命"，怀孕了还能不耽误"漂亮"吗？事实上，现实生活中，不少孕妈妈在孕期也打扮得美美的，即使怀孕了，一有机会还是光鲜亮丽地参加各种活动。想美丽，我们并不反对，但你知道吗？在怀孕时有 5 种化妆品是绝对不能"碰"的。

1. 祛斑霜

在对汞是否超标的调查检测中发现，在祛斑霜的全部样品中汞含量严重超标，其中有 60% 的样品汞含量超标。汞超标会有什么危害呢？汞是对人体健康有危害的一种重金属，现在多用于祛斑产品中，但这些产品的美白祛斑效果都是暂时的，一旦停用斑又会反复，且对皮肤的伤害也大，而且长期使用含汞化妆品对人体的神经、消化道、泌尿系统等也有严重危害。

好孕提醒：怀孕期间，孕妇体内激素和内分泌会发生一定变化，这时候，脸上斑点的色素会加深或长出斑点，这是孕期的正常变化。因此，建议在此期间不用祛斑霜为好，等生完孩子，体内激素分泌正常以后再用也不迟。必须用的时候，也一定要看祛斑产品包装上是否注明有特殊用途化妆品卫生批准文号，这是国家为了保护消费者的身体健康而对化妆品的生产商采取的管理措施。凡是在商品名称中冠以"祛斑"字样，或在说明书中表明有祛斑功能，而未标注此文号的祛斑化妆品，则认为是不合格产品。

2. 口红

口红是女性常用化妆品之一，由各种油脂、蜡质、颜料和香料等成分组成。其中油脂通常采用羊毛脂，羊毛脂除了会吸附空气中各种对人体有害的重金属微量元素外，还可能吸附大肠埃希菌进入胎儿体内。

好孕提醒：孕妇涂抹口红以后，那些附着在空气中的有害物质就容易被吸附在嘴唇上，并随着唾液侵入体内，使孕妇腹中的胎儿受害。因此，孕妇最好不涂口红，尤其是不要长期使用。

3. 香水

一般情况下，香水是人工麝香作为高级香料麝香的替代品被广泛使用，研究发现，香水有扰乱内分泌等不良反应。日本一个研究小组日前提醒妊娠期或给婴儿哺乳的女性注意：人工麝香在体内残留可能造成危害。他们首次在母乳

和脂肪组织中检测出人工麝香残留，并认为人工麝香有扰乱内分泌和影响生物激素正常发挥作用等不良反应。

好孕提醒：胎儿和婴儿易受化学物质的影响，引发各类疾病，妊娠期和给婴儿哺乳的女性应慎用香水类产品。

4. 染发剂

众所周知，染发剂会引起皮肤癌，一项来自国外医学专家的调查表明，染发剂还会引起乳腺癌，导致胎儿畸形。

好孕提醒：据报道，有长期在理发店工作的女性多次习惯性流产，查明原因后，发现是染发剂惹的祸。所以，为了宝宝健康，建议孕妈妈不要使用染发剂。

5. 冷烫精

来自国外医学专家的多年研究表明，怀孕后头发非常脆弱，极易脱落，若是再用化学冷烫精烫发，会加剧头发脱落。

好孕提醒：化学冷烫精还会影响孕妇体内胎儿的正常生长发育，少数妇女还会对其产生过敏反应。因此，建议孕妇不要使用化学冷烫精。

✳ 择选吉时，要避开"坏孕时间"

众所周知，怀孕讲究多，这不仅在怀孕过后，在"计划生育"那一刻，就应有所安排，不能听之任之。掌握主动权，选择最佳受孕时机，真正"赢在起跑线"。选择最佳受孕时机，我们首先要避开"坏孕时间"。

坏孕时间 1 ：在低潮时受孕

其实，每个人都有自己的生理节律期。研究表明，人身体内一直存在着体力、情绪及智力三方面的周期性变化，这种周期性的变化就是人们常说的"人体生理节律"。受孕，一定要选择这个节律高潮期进行。这是因为如果夫妻共同或者一人处于生理节律低潮期或低潮与高潮临界日时，身体就会觉得软弱无力，干什么事都打

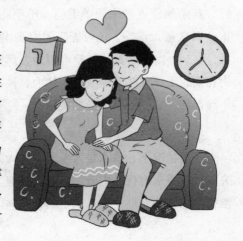

不起精神，易疲倦、易激动，效率低，注意力分散或判断力下降，同时，身体抵抗力也会下降，所以，这个时候容易被病菌侵扰，感染疾病的概率增大。如果在这个时候受孕，就容易生出健康和智力情况一般的孩子。如果夫妻双方都处于低潮期或低潮与高潮期临界时，易生出体弱、智力有问题的孩子。

好孕建议

❶ 如何找出夫妻双方生理节律高潮时间呢？一般来讲，智力生理节律周期为 33 天；体力生理节律周期为 23 天，情绪生理节律周期为 28 天。临界日是指每个周期最中间的那一天，即低潮与高潮临界时间。不难算出，3 个生理周期的临界日分别为 16.5 天、11.5 天、14 天，临界日的前半期为高潮期，后半期为低潮期。如果夫妻能在 3 个节律的高潮期受孕，孕育出的孩子往往身体健康，智力较好。

❷ 人体生理节律周期可通过万年历计算。即从出生那天起一直计算到受孕那天为止的总天数，还需加上闰年所增加的天数。然后，分别除以 33、23、28 这 3 个数字，通过所得余数大小便可得知身体分别处于 3 个节律周期的哪一阶段。余数小于临界日为高潮期，余数等于临界日的天数为临界日，余数大于临界日为低潮期。

坏孕时间 2：在身心不佳时受孕

夫妻房事不总是那么协调。如果是勉强为之怀孕，对孩子的健康、发育都不好。研究证实，夫妻双方在身体疲劳并不开心时同房受孕，这种身心不佳的状态，会使内分泌系统分泌出大量不利于健康的酶、激素及乙酸胆碱等，使夫妻双方的体力、智能处于不良状态中。这时，性功能不和谐，不容易进入性高潮，受精卵质量大打折扣，并影响受精卵的着床和生长，导致胎萎、流产或影响胎儿脑神经的发育。

好孕建议

❶ 准备受孕前几天，夫妻双方应有所暗示和通气，比如，有意在居室里放置一些鲜花，同时播放一些柔和的音乐，有助于夫妻共同进入性兴奋状态。同时，受孕前一定要注意休息，放松心情。同时，最好停止性生活 5~7 天，以养精蓄锐保证精子的活力。

❷ 准备受孕前，性生活应规律有节奏。既不要性生活过频，使精液稀薄，精子数量少；也不要性生活过疏，使精子老化，活力欠佳。

③ 受孕同房时，可据男性和女性不同的生理特点给予一定刺激。促进男性达到性高潮的最佳刺激是视觉；对于女性，丈夫尽多地对妻子的身体进行触、摸、吻等刺激，促发妻子达到性高潮。

坏孕时间 3：在不良的自然环境下受孕

中医学认为，人体立于天地之间，是万物之灵长。自然环境的变化，如太阳黑子、雷电交加、山崩地震、日食月食等，都会影响人体的生殖细胞，引起畸变，所以在这些时间都不宜受孕。否则，容易生育出不健康的孩子。

好孕建议

❶ 避开在太阳黑子高峰年受孕。研究认为，太阳黑子在爆发时可能会对人体生殖细胞造成很大冲击，造成受精卵的着床和生长发育受到阻碍，甚至导致出生后智力不良。那么，什么是太阳黑子高峰年呢？目前，国际统一规定以 1745 年的零点计算太阳黑子周，统计学上一般认为每隔 11.2 年出现 1 个太阳周。

❷ 综合各种因素研究发现，人体受孕应避免在每个月的阴历十四至十六日时同房受孕。这是因为这段时间里月球对地球的引力最大，容易引起人体情绪发生波动，精子和卵子的活力也会相比其他时间下降。

❸ 避开在雷电交加、山崩地震等自然界灾害或日食和月食时间受孕，因为自然界中会产生强烈的 X 线，使精子和卵子受到辐射，发生畸变，影响胎儿的发育。

坏孕时间 4：在发生过异位妊娠不久后受孕

首先要解除疑惑的是，尽管宫外孕在发病时十分危急，但在及时有效地进行治疗后，很多女性仍可能再次怀孕。有些夫妻求子心切，常会在宫外孕治愈后不久便又匆匆地怀孕，这样会很危险，因为如果这时候输卵管没有完全疏通，则有可能再次引发宫外孕。资料显示，重复异位妊娠的发生率可达到 15% 左右。

好孕建议

❶ 发生过宫外孕（异位妊娠）的女性，千万不可急于怀孕，一定要在彻底治愈后坚持避孕一段时间再怀孕。

❷ 发生过宫外孕的孕育者，受孕前要经过医师检查，待确认一切正常方可取消避孕措施，考虑再次怀孕。

坏孕时间 5 ：在经期时同房受孕

如果与丈夫在月经期同房，很容易损害女性的生育能力。这是由子宫内膜的生理特点决定的。子宫内膜在这个阶段一块块往下剥离、脱落，如果同房，易将病菌带入阴道、子宫颈及子宫里，在经血中生长繁殖，引发子宫内膜炎或子宫内膜异位症，也可能在体内形成抗精子抗体。此外，炎症经淋巴管扩散后，造成输卵管粘连、闭塞，引起不孕。

好孕建议

❶ 经期同房，轻则发生宫外孕，重则引起顽固性不孕。因此，一定要避免在经期与丈夫同房。

❷ 一旦形成子宫内膜异位症，要积极进行治疗，以免受精卵在异位的子宫内膜处着床，引起宫外孕。

坏孕时间 6 ：在准备怀孕时随意使用药物

服药是经常会遇到的事，可很多人不知道自己怀孕的准确时间，所以，用药和受孕往往"并肩前行"。殊不知，人们在生活中经常使用的一些药物，有可能引发不孕，如常备在家中治疗呼吸道或扁桃体感染的复方新诺明，还有改善睡眠的地西泮（安定）、氯氮䓬（利眠宁）等最常用的镇静催眠药，这些药物如在孕前或受孕时使用，有可能造成精子活力低下，也有可能使女性出现排卵障碍，还可能引起性欲减退或阳痿等，从而导致不孕或形成不良受精卵。

好孕建议

❶ 如果准备怀孕，最好对容易引发不孕或形成不良受精卵的药物加以注意，多做一些了解。

❷ 如果需要使用药物，必须向医师说明自己当月准备受孕的事情。

✳ 受孕成功，时机、体位双管齐下

准备要宝宝，如何才能让宝宝应"计划"而生？受孕的关键是什么？

时机　受孕踩着点来。

排卵期性交：研究显示，排卵期性交可提高受孕率，如周期为 28 天的，在月经来潮那天开始算到第 14 天为排卵日，月经周期不足 28 天的，计算方法可

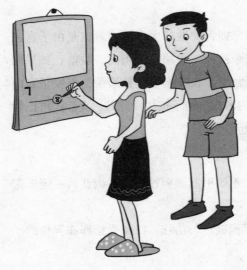

相应改变。每个月经周期一般只排 1 次卵子，卵子的寿命为 18～30 小时，所以应在 24 小时内与精子相遇才能受精。精子在宫颈管中有可能存活 1～2 周，但其受精能力，一般认为不超过 48 小时，由此推算在预定的排卵日前两天、预定的排卵日当日及预定的排卵日后一天各同房 1 次，受孕的概率就比较大。

基础体温测定：如体温曲线呈双相，则在体温上升前的那一天即为排卵日。当然，这是原则，女孩子也没必要天天测基础体温测排卵，把怀孕这件事儿弄得跟如临大敌似的。

观察宫颈黏液：妇女的月经周期分为干燥期—湿润期—干燥期，在月经期中间，当白带出现较多且异常稀薄时为湿润期，观察分泌物呈鸡蛋清样，清澈、透明、高弹性、拉丝度长的这一天，很可能是排卵期。

使用仪器分析：每月将口腔分泌物放入小杯中检测，通过仪器的电脑处理，可分析出排卵日。

当然，这不是完成任务，守住两项指标就够了，准备怀孕，还要提前一段时间增强体质，锻炼身体，戒烟、戒酒，尽量保持良好的生活习惯和作息时间，即所谓的"封山育林"。这是值得大力提倡的，怀上宝宝以后，还能把这些好习惯保持下去，能够受益终生。

❋ 好孕建议，这些事孕妈妈需把握分寸

孕育一个胎儿付出最多的就是孕妈妈，不仅有生理上的付出，还有精神上的付出。一路孕程，孕妈妈再累再辛苦也没有半句怨言，全心全意为了胎儿顺利降生。怀孕后，作为准妈妈需要做哪些改变呢？这里，就准妈妈该舍弃的事情做一个归结，以便准妈妈"照章行事"。

1. 戒烟酒——减少应酬，舍烟弃酒

对很多职场女性而言，应酬是"家常便饭"，不是自己请别人，就是别人请自己。但孕期要对那些应酬学会说"不"，因为不仅是吸烟、喝酒，就是吸二手烟也是一个伤害胎儿之举，所以，如果是烟酒弥漫的嘈杂应酬，还是能推就推吧。

吸烟如此，喝酒也不例外。乙醇是生活中常见的致畸剂之一，孕期饮酒可引起胎盘血管痉挛，影响胎儿发育，产生低体重或畸形胎儿。乙醇对胎儿的影响表现在损伤脑细胞上，造成脑结构形态异常和功能障碍，引发不同程度的智力低下、性格异常。所以，孕早期胎儿器官发育时期，准妈妈一定要弃酒。

好孕建议

孕期吸烟，香烟中所含的尼古丁、一氧化碳等有害物质会对胎儿的生长发育造成危害，破坏胎盘功能，引发自然流产；此外，香烟中的尼古丁作用于末梢血管，使血管收缩，会造成胎儿缺氧。再者，研究发现，准妈妈吸烟，所生宝宝日后出现行为异常的可能性会增加，所以，为了宝宝的聪明健康，准妈妈应远离烟酒。

2. 熬夜——玩乐不当"夜猫子"

孕期身体会有很多不便，工作玩乐远没有之前的"身手"，为了完成工作或者享乐，很多年轻的准妈妈习惯了"夜猫子"的作息时间，以为熬夜就是少睡会儿，不会对身体有什么影响，况且，大多时候，白天没事，多睡几个小时就补回来了，这种想法是很错误的，孕期好睡眠对宝宝的生长发育很重要。

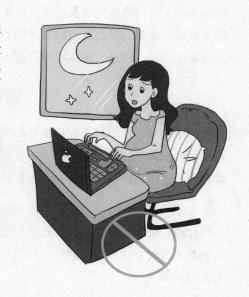

经常性熬夜会影响准妈妈自身的生理和心理健康，熬夜的准妈妈生下的宝宝还可能会有烦躁、焦虑、爱哭闹等不良的性格特点。

好孕建议

孕期的睡眠对准妈妈和胎儿的健康都至关重要，身体和精神得不到充足的休息，就会导致抵抗能力下降，不利于胎儿的成长，可能会造成预产期推迟。

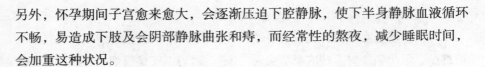

另外，怀孕期间子宫愈来愈大，会逐渐压迫下腔静脉，使下半身静脉血液循环不畅，易造成下肢及会阴部静脉曲张和痔，而经常性的熬夜，减少睡眠时间，会加重这种状况。

3. 运动有节——不做剧烈的跑、跳运动

怀孕期间，准妈妈适当活动，不仅可以调节神经系统的功能，还能促进血液循环，有助于胎儿的生长发育。但准妈妈一定要注意，运动的时间不要长，而且运动强度不要剧烈。跑、跳、翻、滚这类剧烈运动，动作强度高、体力消耗大，容易引发流产，准妈妈一定要注意。

好孕建议

孕期运动，准妈妈尽量选择散步、瑜伽等轻微的运动方式，日常生活中，准妈妈也尽量回避一些体力劳动，不要提拎重物和长时间蹲、站、弯着腰做家务；再者，不做过重劳动，以防止压迫腹部或引起过度劳累，导致胎儿不适，造成流产或早产。

4. 稳定情绪——舍弃霸道乖张的"公主脾气"

孕期，绝大多数准妈妈都会认为"照顾我理所当然"，因此，脾气变坏，情绪不佳，易同准爸爸找茬吵架。殊不知，这种由着性子来的行为，可能殃及胎儿健康。发怒会导致准妈妈血液中的白细胞减少，血液中的激素和有害化学物质浓度剧增，通过"胎盘屏障"进入羊膜，使胎儿成为直接受害者，影响胎儿发育。

好孕建议

为了宝宝，准妈妈要保持良好的情绪状态，不要总是怒气冲天。在避免电磁辐射的前提下，适当看电影、听音乐，遇到不顺心的事，准妈妈要学会转移注意力，走出当时的困境，克服不良情绪。

5. 爱美有节——舍弃高跟鞋等装扮

化妆、染发、穿高跟鞋，这是很多女人美丽的三大法宝，但这些对孕期准妈妈都不合时宜。所以，建议准妈妈暂时丢弃这些美丽法宝，不穿高跟鞋或过于紧窄的鞋子。

好孕建议

准妈妈穿着高跟鞋，身体重心前倾，容易压迫腹部，使下腔静脉回流心脏的血流量减少，影响宝宝的血氧供给，不利于胎宝宝的发育。此外，准妈妈足

部神经受到连续不断的不良刺激，还会引起多部位血液循环不畅及神经功能紊乱，易出现意外跌倒等突发状况。

6. 差旅机会——舍而后得

旅行是生活中一件惬意的事情，很多准妈妈大着肚子也难掩对旅行的热情，遇到出差旅游的机会还是舍不得错过，但孕期旅行最好后置，尤其是怀孕7个月以上的准妈妈，不宜长途旅行。

好孕建议

怀孕期间，身体相对较弱，所以，建议身体不好或本身有慢性疾病的准妈妈，即使在怀孕初期，也不要外出旅游。尤其是到妊娠后期，身体各系统会发生显著变化，乳房增大，血容量增加，新陈代谢旺盛，明显加重肝、肾、心脏的负担，这些变化往往造成准妈妈行动不便，容易疲劳。长途旅行会因乘车过久、睡眠不好、饮食不当等因素给准妈妈的身体和胎宝宝带来危险，并有早产可能。

7. 美食别贪——舍弃火锅、烧烤等

孕期,吃的杂比吃好更重要。所以,这个阶段准妈妈的饮食宜营养均衡，粗细搭配，品种多样化，口味上要尽可能以清淡易消化的食物为主，远离火锅、烧烤、浓茶、咖啡等。不过，吃些蔬菜是可以的,避免选刺激性的底料和佐料。

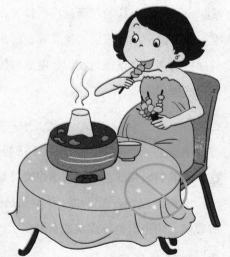

好孕建议

准妈妈不宜吃火锅和烧烤，火锅和烧烤常感染弓形虫，短时间加温并不能将其消灭，准妈妈吃了可能会导致畸胎、流产或死胎；再者，准妈妈不宜饮用含咖啡因的饮料和食品，咖啡因、可可、茶叶、巧克力和碳酸性饮料中均含有咖啡因，应用过量，容易出现头痛、恶心、呕吐、心搏加快等中毒症状，增加流产的危险;咖啡因可通过胎盘直接影响胎儿，使胎动增加，影响胎儿大脑、心脏和肝等器官的正常发育，使致畸率提高。

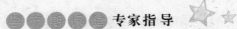
8. 使用电脑——时间要短，做足防辐射功课

电脑已经进入千家万户，年轻人需要用电脑，甚至玩电脑游戏更是"家常便饭"。但这里要告诉职场准妈妈，如果是玩游戏，能不玩的就尽量不要玩，如果是为了工作不得不用电脑，那么，尽可能少用，尤其应尽量避免长时间、连续不断地进行紧张的电脑操作工作。因为如果每天高强度、高辐射地工作，可能影响胎儿健康。

一般而言，怀孕前后每天使用电脑不超过 4 个小时，同时做足防辐射功课，属于正常使用电脑，不会影响胎儿的健康发育。但一天超过 8 小时，则属于过量使用电脑，外加长时间的久坐和辐射会对准妈妈和胎儿造成不良影响。比如，胎儿发育不佳，畸胎发生率升高，准妈妈流产率升高，身体抵抗力降低，胎儿生长发育迟缓，使准妈妈产生头痛、失眠、心律失常等不利保胎的神经衰弱症状。

好孕建议

控制电脑使用时间，及时关掉电脑，不要在网上无限制地浏览或打游戏，戒除全天开着电脑的习惯；巧换位置，留心电脑从侧背面散放的辐射，办公室准妈妈可以请求将座位调换到靠窗的角落，避免被包围在几台电脑中间以能降低辐射伤害；建议准妈妈操作电脑时使用防辐射的电脑保护屏，穿上防辐射的马甲或围裙。

9. 房事亲密——动作要轻，相互体谅

孕期是一个特殊时期，相对于准妈妈来说，很多生活中的细节要特殊对待，这期间准妈妈和准爸爸的房事也要特别谨慎。一般而言，因为性交引起子宫收缩，可能会导致流产，所以，孕早期是保胎的关键性阶段，应尽量避免行房事，有腹痛、阴道出血等症状或有过多次流产和早产史的准妈妈更应如此，切不可掉以轻心。

好孕建议

孕早期尽量避免性生活，在妊娠的中后期，视个人情况，可以有适当的性生活，尽量采取侧卧位等适合的体位，而且动作要轻柔，尤其不能压迫或撞击准妈妈肚子，避免给子宫强烈刺激。房事中夫妻之间要相互体谅，共同度过特

殊时期的甜蜜生活。

10. 泡澡——温度适中，避免桑拿浴

泡热水澡是很多人生活中享受舒服的方式，尤其是在冬天。但身为准妈妈，水温不能过热，更不要贪恋热腾腾的桑拿浴，延长洗澡时间，这是因为在孕早期，准妈妈身体温度持续超过 39℃，容易致使胎儿脊髓缺损，尤其在怀孕头一个月，要特别注意。所以，为保证胎儿健康，保证孕期安全不留隐患，准妈妈在孕期前 3 个月要绝对禁止泡热水澡。

好孕建议

孕期洗澡尽量是淋浴，而且水温不宜过高，时间不宜过长。因为如果温度过高，不仅容易使身体虚弱的准妈妈产生晕眩感或虚脱引发意外，还容易造成胎儿缺氧，影响神经系统的生长发育。

此外，浴室内外温差大了还容易引起感冒。所以，孕期准妈妈就暂且牺牲掉泡热水澡的舒适吧。

11. 宠物——爱有多深，伤害就有多深

很多人爱养小宠物，固然，温顺可爱的小宠物惹人疼爱，但对于已经晋升准妈妈的您来说，为了给胎儿营造一个安全的成长空间，一定要暂时中断宠物情缘，防止弓形虫病。

弓形虫病是由依附在动物体内的弓形虫引起的一种寄生虫病，几乎所有的哺乳动物和鸟类都是弓形虫病的传染源，特别是感染弓形虫病的猫，是最主要的传染源。这种病常经口、胃肠道、皮肤黏膜感染。准妈妈在感染弓形虫病后，自身症状不易察觉，病原体却能通过胎盘垂直传播，引发流产、早产、先天畸形等不良后果，感染越早，胎儿受损越严重，甚至影响胎儿出生后的智力发育，造成终身后遗症。

好孕建议

在怀孕前经常接触宠物的准妈妈，最好进行弓形虫检测，并做好日常的预防工作。准妈妈不应和猫、狗接触，一旦接触，必须仔细洗手消毒；肉、蛋、乳类等食品应确认煮熟后再吃。

12. 装修宜忌——舍弃新家具或新装修

要宝宝了，很想给母子一个好的环境，所以，刚买房子，很多准爸爸就让准妈妈喜迁新居，家具尽可能都焕然一新，殊不知，这种主观意愿有可能对孕期健康构成威胁。装修使用的油漆、涂料和胶黏剂造成的苯污染及建装材料产

生的放射性污染都容易造成胎儿发育畸形，引发流产；装饰材料中的游离甲醛是可疑致癌物，对生理循环不利。

好孕建议

通常情况下，在冬季通风不良的状态下，新装修的房子最好晾半年再住，如果是买的婚房，那么，建议住新装修的房子最好 1 年内不要怀孕。准妈妈平时要多注意室内空气的净化，每天通风至少半个小时。搬新房的话，还可以找专业部门做一个房屋空气质量检测，结果合格就可以安心入住了。需要添置家具，尽量选择实木材质的，不选密度板和纤维板制的家具。

✳ "改邪归正"，怀孕了，你应该这么做

平时没什么体会，怀孕了才知道，处处暗藏隐患，该怎么做呢？不同的致病原因不同对待，归结起来主要有以下几个方面。

1. 水质污染

怀孕了，很多女性一直有着严重的便秘现象，缓解的最好方式就是多喝水，但听说饮用水煮沸后会释放三氯甲烷，该怎么办呢？

很多人可能误以为接触消毒副产物的途径通常是以饮用为主，其实却忽略了可能经由皮肤或呼吸道进入人体的途径，有时，从鼻子、皮肤的接触，反而比饮用的危险性来得高。也因此，除了平常煮沸开水可能会释放三氯甲烷外，

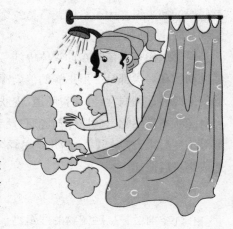

洗澡时也不宜使用过热的水，否则同样会有释放这些消毒物质的可能。除了对准妈妈有威胁之外，还会对胎儿造成影响。研究显示，若血中铅浓度超出 10 微克（每 100 毫升），就会对胎儿造成发展迟缓的伤害。

怀孕了你该这么做

❶ 沸水稍晾：水煮开后将盖子打开 5 ~ 10 分钟，这是因为三氯甲烷主要

会在自来水煮沸的过程中释放出来，并且会随着水温的提升增加释放量，所以避免将开水煮沸后关小火，应将盖子打开再煮 5 ～ 10 分钟，同时打开窗户或抽油烟机，以避免吸入有毒物质。

❷ 让水自流：每天早上用水前，最好先让管线内的水流出 3 ～ 5 分钟，用来浇花、洗衣服。中午或晚上的水才来饮用。经济许可的话，可装逆渗透净水器。

2．二手烟

怀孕后，很多男人下班回家的第一件事就是摸摸老婆腹部，感受一下胎动与即将身为父亲的喜悦，但却经常忘了将手里的烟熄掉。研究显示，若怀孕妇女在孕程中有吸烟习惯，会增加自发性流产的概率，不仅如此，还会增加出生幼儿发生兔唇的概率，更可能出现低体重儿、生长迟缓、早产等伤害。专家表示，由于二手烟中的一氧化碳会降低血红蛋白的携氧能力，而尼古丁又会使胎盘血管收缩影响血液供应，因此建议孕妇或配偶都不要吸烟。

怀孕了你该这么做

坚持拒吸二手烟：如果有人在室内吸烟，也不要太过客气，应道一声"对不起，我怀孕了，我要开窗"，然后打开门窗增加空气流通。

3．食物添加剂

怀孕时期，很多原本不爱吃零食的妇女，可能因为无聊，爱上了零食，颜色鲜艳、看来美味可口的蜜饯与点心更是无法抵挡。殊不知，这可能遇到防腐剂、漂白剂、色素等毒害。

在蜜饯与部分食品中，最常被添加的合法添加物则为苯甲酸盐，而孕妈们又常以酸梅等蜜饯当作预防孕吐的小零食。研究显示，常食用这类添加物，容易对孕妇及发育中的孩子造成负面的影响，使胎儿成长迟缓。

怀孕的你应该这样做

❶ 选择当令蔬果：非当令食物可能含有不当化学添加物，尽量少吃。

❷ 少吃加工食品：水果干、蜜饯、腌渍等加工食品，都可能过度添加防腐剂、色素等物质。

❸ 不选色泽鲜艳或过度白皙的食物：天然色素与合成色素的差别在于：使用合成色素产品的颜色较鲜艳，着色力也较强，须多加小心。

4．塑料溶出物

怀孕了，慵懒了许多，尽管平日用餐都自备餐盘与水壶，但总是无法分辨何种塑料材质是安全的？哪些器皿使用不当又可能释放毒物？为什么塑料溶出物在怀孕期间被禁用。研究显示，这些能够引起毒害的塑料溶出物可能是戴奥辛、双酚 A。

据研究，在塑料溶出物中，戴奥辛算是最顽强的一种物质，由于它通常都是囤积在受到污染的土壤中，进而影响人类的食物链，更是防不胜防。最常见于自然界中的鱼贝类及牛、猪等肉类脂肪中，一旦受到影响，便会造成造血细胞的破坏，产生淋巴癌；双酚 A 即使低剂量也具有相当的毒性。所以，孕期用塑料制品盛装热食或热水一定要特别小心，除非是标示 5 号或有些 7 号的容器，才能盛装热水，而一般的水壶，只能以常温水为主，否则，建议选择不锈钢或玻璃容器较佳。

怀孕的你应该这样做

❶ 辨识塑料产品编号：塑料制品通常会在底部列出编号，显示制造过程中所使用的树脂种类，只要正确使用，就能减少伤害。

❷ 正确使用塑料材质：不要将高温的食物长时间放置在塑料材质中，也不要用塑料制品进行微波或加热。更须减少过度洗刷塑料材质的容器，并经常替换。

❸ 选择其他材质：既然无法记住塑料材质的编号特性，建议选用不会释出毒物的容器材质，如玻璃、陶瓷、不锈钢等。

5．重金属

孕期，鱼是很多人的常吃美食，喜欢吃鱼，尤其对肉多的大型鱼类更是特别喜好，殊不知，大型鱼类多半含有甲基汞，对怀孕的女性来说，可能遇到汞毒害。

甲基汞最容易被生物体所吸收，且又可经由食物链导致生物浓缩而有放大的效应，因此，鱼体内所累积的甲基汞浓度可说最高，其中又以大型肉食性鱼类的体内含量较高。那么，这种毒素对胎儿有什么影响呢？若在发育中的胎儿脑部累积过高浓度，便会导致其日后心智发展迟缓，甚至可能伤害肝、肾等功能。除了鱼类外，美白化妆品、补牙剂等也含有高量的汞，因此不建议在怀孕期间补牙或过度美白。

怀孕的你应该这样做

❶ 聪明选择食物：尽量不吃看不到头尾的大型鱼类。

❷ 避免使用含汞类的补牙剂：孕妇应尽量避免于怀孕期间使用汞合金的牙齿补缀物进行补牙。

✳ 谨慎用药，怀孕期间慎用中西药

人吃五谷杂粮，难免会生病，孕期由于免疫力下降，更是如此。晚上睡觉感觉嗓子有点痛，多喝点水该好些吧，殊不知，不但没有好转还变本加厉，早晨起床不仅嗓子痛得更厉害了，而且鼻涕也流得稀里哗啦的，身上还酸痛得像要散架一样。看似小毛病，能吃药吗？

众所周知，孕妇用药以后，有些药物可以通过影响母体的内分泌、代谢等间接影响胚胎，也可以透过胎盘屏障直接影响胎儿，最严重的是药物毒性影响胚胎分化和发育，造成胎儿畸形与功能障碍。所以，孕期用药不仅孕妇本人及照顾孕妇的家人，就是医师都显得十分谨慎。那么，孕期可以用药吗？怎么用？有什么讲究呢？

目前我国对孕妇的用药借用了美国药品和食品管理局制定的标准，按药物的不同危害分级如下。

A级药物：对孕妇安全，对胚胎、胎儿无危害，如适量维生素 A、维生素 B_2、维生素 C、维生素 D、维生素 E 等；

B级药物：对孕妇比较安全，对胎儿基本无危害，如青霉素、红霉素、地高辛、胰岛素等；

C级药物：仅在动物实验研究时证明对胎儿致畸或可杀死胚胎，未在人类研究证实，孕妇用药需权衡利弊，确认利大于弊时方能应用，如庆大霉素、异丙嗪、异烟肼等；

D级药物：对胎儿危害有确切证据，除非孕妇用药后有绝对效果，否则不考虑应用，如硫酸链霉素（使胎儿第8对脑神经受损、听力减退等）、盐酸四环素（使胎儿发生腭裂、无脑儿等）等是在万不得已时才使用；

X级药物：可使胎儿异常，在妊娠期间禁止使用，如甲氨蝶呤（可致胎儿唇裂、腭裂、无脑儿、脑积水、脑膜膨出等）、己烯雌酚（可致阴道腺病、阴道透明细胞癌）等。

在妊娠前 3 个月,以不用 C、D、X 级药物为好。出现紧急情况必须用药时,也应尽量选用确经临床多年验证无致畸作用的 A、B 级药物。

最后要提醒孕妇的是,孕妇切不可自行用药,一定要在医师的指导下使用已证明对胚胎与胎儿无害的药物;可用可不用的药物应尽量不用或少用。尤其是在妊娠的头 3 个月,能不用的药或暂时可停用的药物,应考虑不用或暂停使用;即使要用药,也一定要注意孕周,严格掌握剂量、持续时间;两种以上的药物有相同或相似的疗效时,考虑选用对胎儿危害较小的药物。有 A、B 类药可用,则应选用 A 类药。在无 A、B 类药可以选时慎用 C 类药。D 类药只有无其他药可选且孕妈妈病重急需用药时才选用;能单独用药就避免联合用药,尽量用结论比较肯定的药物。

1. 孕期禁用、慎用的中药和中成药

(1) 禁用的中药

辛香通窍药:麝香。

破血逐瘀药:水蛭、虻虫、莪术、三棱。

峻下逐水药:巴豆、牵牛、芫花、甘遂、商陆、大戟。

大毒药:水银、清粉、斑蝥、蟾蜍。

(2) 慎用的中药

活血祛瘀药:桃仁、蒲黄、五灵脂、没药、苏木、皂角刺、牛膝。

行气破滞药:枳实。

攻下利水药:大黄、芒硝、冬葵子、木通。

辛热温里药:附子、肉桂、干姜。

(3) 禁用的中成药:牛黄解毒丸、牛黄清心丸、龙胆泻肝丸、开胸顺气丸、益母草膏、大活络丹、小活络丹、紫血丹、至宝丹、苏合香丸等。

中药如此,西药也要谨遵医嘱。

2. 孕期禁用、慎用的西药

(1) 有致畸作用的药物

各种抗肿瘤药物:如氮芥、环

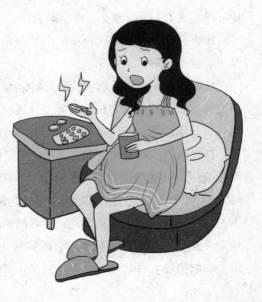

磷酰胺等。

激素类药物：包括糖皮质激素及雌孕激素。

降糖类药物：如甲苯磺丁脲（甲糖宁）、氯磺丙脲、苯乙双胍（降糖灵）等。

镇静安定及麻醉药物：如氯氮䓬（利眠宁）、地西泮（安定）、反应停等。

可能致畸的药物：

抗癫痫药物：如苯妥英钠。

抗甲状腺药物：如硫氧嘧啶、他巴唑等。

维生素类药物：如维生素 A 和维生素 D，切不可在孕期盲目大量应用。

(2) 禁止使用的西药

催眠药：苯巴比妥（鲁米那）、司可巴比妥钠（速可眠）、异戊巴比妥（阿米妥）和安宁、水合氯醛等。

抗生素：四环素、土霉素、多西环素（强力霉素）、链霉素、卡那霉素、庆大霉素、新霉素、青霉素、红霉素、氯霉素等。

抗疟药：喹宁、氯喹、乙胺嘧啶等。

缩瞳药：毛果芸香碱（匹鲁卡品）、毒扁豆碱等。

导泻药：硫酸镁、蓖麻油等。

安定药：氯丙嗪等。

镇静药：如安宁、氯氮䓬、氟哌丁苯（氟哌啶醇）及反应停等。

维生素：维生素 K_3 与维生素 K_4 等。

抗菌药：磺胺类与呋喃妥因等。

麻醉药：乙醚、氯仿、氟烷等。

镇痛药：吗啡、哌替啶（度冷丁）、美沙酮（美散痛）、阿法罗定（安侬痛）等。

解痉药：颠茄制剂、东莨菪碱等。

散瞳药：硫酸阿托品、后马托品等。

利尿药：氢氯噻嗪等。

兴奋药：苯甲酸钠咖啡因等。

抗肿瘤药物：如白消安（马利兰）、巯嘌呤（乐疾宁）、环磷酰胺（癌得星）、甲氨蝶呤及苯乙酸氮芥等。

激素类药物：如可的松、泼尼松、安宫黄体酮、睾酮、己烯雌酚（人工合成的雌激素）和口服避孕药等。

抗癫痫药与抗惊厥药：如苯妥英钠（大仑丁）、卡马西平（痛惊宁、酰胺咪嗪）、扑痫酮及三甲双酮等。

抗抑郁药：如丙咪嗪、苯丙胺等。

抗过敏药：如氯苯那敏（扑尔敏）、布克利嗪（安其敏）、敏克静、茶苯海明（乘晕宁）和苯海拉明（苯那君、可他敏）等。

放射性药物：如放射性碘等。

抗凝血药：双香豆素、华法林等。

口服降糖药：氯磺丙脲、甲苯磺丁脲（甲糖宁）、苯乙双胍（降糖灵）等。

抗甲状腺药：他巴唑、碘化钾、丙硫氧啶等。

妇科用药：麦角制剂，垂体后叶素等。

降血压药：利舍平、六甲胺等。

抗心律失常药：利多卡因等。

这里要说明的是，药物对胎儿的影响程度，主要取决于药物的性质、剂量、疗程长短与毒性的强弱，以及胎盘的通透性和胎儿对药物的敏感性等因素。如维生素 A、维生素 D，在孕期服用适量，将有助于胎儿的生长，但如果大量服用，则会引起胎儿的骨骼发育异常，先天性白内障，新生儿血钙过高及智力障碍等不良后果。所以，孕妈妈用药一定要权衡利弊得失，慎重对待。尤其在妊娠的头 3 个月内，对胎儿有损害或致畸的药物要尽量避免使用。必须应用时，一定要严格掌握药物的剂量与服用时间，以及避免联合用药。而那些对于胎儿的作用不甚明确的新药更要禁用。未经医师同意，孕妈妈千万不要随便用药。

✳ 毒花毒草，孕妈妈踏青需远离7种花草

孕期就只能宅在家里吗？别说对"80后"是个痛苦的事情，对"90后"更是不可接受的事情。那么，孕期可以出去玩吗？是可以的！但孕期出游需要有充分的准备，除了做好护肤防晒、防蚊虫的准备工作之外，还要预防各种"毒花"对胎儿及自身的危害。

禁忌 1：一品红——致孕妈妈神经紊乱

一品红，又名圣诞花，是在圣诞节用来摆设的红色花卉。一品红通常高60 厘米至 3 米，其深绿色的叶长 7~16 厘米。其最顶层的叶是火红色、红色或

白色的，因此经常被误认为为花朵，而真正的花是在叶束中间的部分。花期从12月份可持续至来年的2月份，花期时正值圣诞、元旦期间，非常适合节日的喜庆气氛，因此，很多商家、市民都选择用这种红花来装饰新年的氛围。

但你不知道的是，一品红"鲜艳"外表充满了毒性。研究显示，一品红茎叶里的白色乳汁含有多种有毒生物碱，一旦被孕妈妈的皮肤接触，就可能导致红肿、发热、奇痒和局部丘疹。另外，如果误食了一品红的茎叶，轻者致胃肠道反应和神经紊乱，严重者会中毒死亡。

禁忌 2：百合花——致流产和过敏

百合花素有"云裳仙子"之称。由于其外表高雅纯洁，天主教以百合花为玛利亚的象征；而梵蒂冈以百合花象征民族独立、经济繁荣，并把它作为国花。百合的鳞茎由鳞片抱合而成，有"百年好合""百事合意"之意，中国人自古视其为婚礼必不可少的吉祥花卉。

正因为如此，很多人对百合花都青睐有加。作为玫瑰之外最受欢迎的花卉之一，百合花花姿雅致，叶片青翠娟秀，茎干亭亭玉立，是名贵的切花新秀，素来被称为花之公主。花好看，但不好闻，花香里所含的兴奋剂，孕期尤其如此。有可能刺激到孕妈妈的神经，导致孕妈妈过度兴奋，引起头痛、恶心、呕吐等症状，严重者还可能导致胎儿不稳，甚至流产。此外，百合花的花粉一般都含有某些化学成分，如果被孕妈妈吸入呼吸道中，或者黏在孕妈妈的皮肤上，都可能引发过敏，强烈的花香则更容易加重过敏症状。因此，对皮肤和呼吸道都更敏感的孕妈妈而言，见到百合花的时候记得要"远观而不可亵玩焉"，保持适当距离。

禁忌 3：丁香——致孕妈妈头晕、咳嗽

丁香属于木犀科，属落叶灌木或小乔木。因花筒细长如钉且香故名。丁香花是著名的庭园花木。花序硕大，开花繁茂，花色淡雅、芳香，习性强健，栽培简易，因而在园林中广泛栽培应用。古代诗人多以丁香写愁。因为丁香花多成簇开放，好似结。称之为"丁结，百结花"。

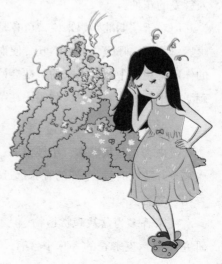

不仅是文人骚客，就是一般人也对其青睐有加。但孕期需谨慎，研究发现，

丁香花在夜间停止光合作用，会排出大量二氧化碳，这对人的健康极为不利。尤其是孕妈妈，丁香花释放出来的废弃物很容易引起孕妈妈头晕、咳嗽甚至失眠等症。因此，孕妈妈在室外观赏丁香花的时候，还是要把握好尺度的。至于在家中种养的丁香花，在孕期结束之前最好还是将它搬出室外。

禁忌 4：郁金香——影响胎儿发育

如今，郁金香已普遍地在世界各地种植，其中以荷兰栽培最为盛行，成为商品性生产。每天新鲜的郁金香会被空运至世界各地。郁金香的品种众多，色彩艳丽，以红、黄、紫色最受人们欢迎。目前，国内许多著名的公园和游览圣地都有郁金香的栽种和观赏。

研究发现，在郁金香的花朵中，含有一种毒碱。假如孕妈妈在室内种植郁金香，体质较弱的孕妈妈可能会感觉头晕，整个人处于不清醒的状态，更严重的后果是导致中毒、毛发脱落，甚至是胎儿的畸形或流产，尤其是怀孕12 周以前的孕妈妈更是危险。假如孕妈妈在室外观赏郁金香，则需要与花儿保持一段距离。

禁忌 5：洋绣球——刺激孕妈妈敏感皮肤

洋绣球，别名天竺葵，原产南非，是多年生的草本花卉。叶掌状有长柄，叶缘多锯齿，叶面有较深的环状斑纹。花冠通常五瓣，花序伞状，长在挺直的花梗顶端。由于群花密集如球，故名。花色红、白、粉、紫变化很多。花期由初冬开始直至翌年夏初。盆栽宜作室内外装饰；也可作春季花坛用花，是很多人喜爱的花种。

但对于孕期准妈妈来说，可算是克星了。如果孕妈妈在生活中误食会导致腹痛、腹泻、呼吸急促、呕吐、便血等中毒症状。此外，洋绣球还有调节激素的作用，花蕊中散发出来的微粒会使人皮肤过敏发生瘙痒，对部分敏感皮肤的刺激作用会更大。所以，孕妈妈在孕期不宜接触这种植物。

禁忌 6：夜来香——致孕妈妈气喘失眠

夜来香是藤状灌木，小枝柔弱，有毛，具乳汁。花多黄绿色，有清香气，夜来香开放的时候，浓烈的香味远近可闻，尤其是在夜晚。所以有"夜来香""夜香花"之名。

夜来香多为盆栽观赏植物，但不宜放在室内。对孕妇来说，其伤害更大。研究发现，夜来香的香味中含有一种有害的物质，在夜间停止光合作用时，会大量排放废气，这种废气其实就是人们口中常说的"花香"，这种花香会使孕妈妈产生头晕、咳嗽，甚至气喘、失眠的现象，尤其是在怀孕3个月之前，容易影响到胎儿的生长发育。所以，如果家里邻居有种植，孕妈妈应该主动避忌，严重者可换地方休养。

禁忌7：万年青——伤害孕妈妈声带

万年青是多年生常绿草本植物，又名九节莲、冬不凋、冬不凋草、铁扁担、乌木毒、白沙草、斩蛇剑等，原产于中国南方和日本，是很受欢迎的优良观赏植物，在中国有悠久的栽培历史。幼株万年青适合作为盆栽观赏，叶子的颜色先是绿色，后会变成艳红色，人们很喜欢将其放置在客厅或者书房。中型盆栽可放在客厅墙角、沙发边作为装饰，还可以净化尼古丁和甲醛。

尽管如此，万年青对孕期母子健康的影响很大。因为研究发现，万年青花叶中的液汁是含有毒素的，孕妈妈如误食，会引起口腔、咽喉肿痛，严重损害孕妈妈的声带，甚至会使孕妈妈变哑。

※ 注意事项，听人劝，胎儿远离病变

孕期不乱用药就可以高枕无忧吗？当然不是，"少凑热闹"就是其中重要的一条。比如说，妊娠第1个月是胎儿神经管、四肢、眼睛开始分化的时期，胚胎对放射线及毒性物质非常敏感。此时一旦遇到有害物质，这些组织和器官的细胞就停止发育而残缺不全，出现畸形。但这一时期大多数准妈妈并不知道自己已经怀孕，极易因为生活中的不注意对胎儿造成危害。所以，计划怀孕的女性要密切注意自身的生理变化，要注意以下几点。

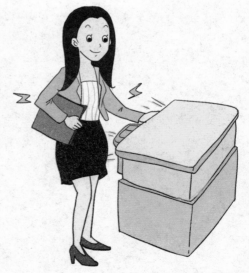

(1) 为了避免与流感、风疹、传染性肝炎等患者接触，不要到剧院、舞厅、商店等人集聚的地方。

(2) 远离电磁污染：听音响、看

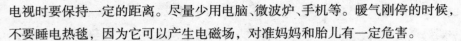

电视时要保持一定的距离。尽量少用电脑、微波炉、手机等。暖气刚停的时候，不要睡电热毯，因为它可以产生电磁场，对准妈妈和胎儿有一定危害。

(3) 白开水是准妈妈最理想的饮料，孕期尤其要避免饮浓茶、浓咖啡及可乐型饮料。

(4) 洗衣要用肥皂，不宜用洗衣粉，洗碗要选用不含有害物质的洗洁精。

(5) 切生肉后一定要洗手；炒菜、吃涮羊肉时一定要把肉炒熟、涮透，以防生肉中的弓形体原虫感染胎儿。

(6) 淘米、洗菜不要将手直接浸入冷水中，寒冷刺激有诱发流产的危险。没有热水器的家庭要买几副胶皮手套。

(7) 培养良好的饮食习惯，不挑食，不偏食，保持营养平衡。

(8) 在医师指导下补充叶酸，它将最大限度地保护受精卵不发生畸形。

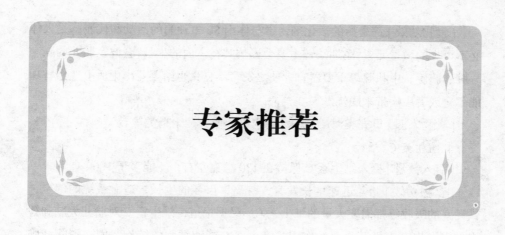

专家推荐

怀孕时间是从末次月经来的第 1 天算起的，一般孕 40 天左右做 B 超可以看到孕囊，怀孕时间太短是检查不出来的，如果到时间还是检查不出来，考虑有可能是宫外孕，需要做进一步检查明确诊断。

✳ 缺啥补啥：孕期多样化摄入营养

1. 钙

[摄入数量] 每天摄入钙保持在 1000~1200 毫克，不能多于 2000 毫克。

[食物功效] 钙是形成骨骼与牙齿的主要成分，钙享有"生命元素"之称。所以，妇女在怀孕前必须补钙，以供胎儿生长发育所需。钙还可以加强母体血液的凝固性，可以安定精神。

[食物来源] 奶和奶制品、虾皮、豆类、绿色蔬菜等。

2. 铁

[摄入数量] 摄入铁保持在 28 毫克左右，不能多于 60 毫克。

[食物功效] 孕妇的血容量增加，铁的需要量会增加 1 倍。如果不注意铁质的摄入，就很容易患上缺铁性贫血，并可能影响胎儿使其也患上缺铁性贫血。

[食物来源] 动物肝、动物血、瘦肉、绿色蔬菜等。

3. 锌

[摄入数量] 摄入锌保持在 20 毫克左右，不能多于 35 毫克。

[食物功效] 锌是酶的活化剂，参与体内 80 多种酶的活动和代谢，是人体必不可少的微量元素，孕期缺锌主要会影响其在宫内的生长，会波及胎儿的脑、心脏、胰腺、甲状腺等重要器官，使之发育不良；也给婴儿出生后上述器官功能不全或者患病带来隐忧。

[食物来源] 贝壳类海产品、动物内脏、瘦肉、干果类等。

4. 维生素 C

[摄入数量] 摄入维生素 C 保持在 130 毫克左右，不能多于 1000 毫克。

[食物功效] 胎儿迅速生长发育，骨骼、齿牙的生长，造血系统的健全，铁元素的吸收等都需要大量的维生素 C。另据报道，维生素 C 对胎儿大脑和智力的发育也有着极其重要的作用。维生素 C 能使细胞的结构坚固，消除细胞间的松弛和紧张状态，使身体的代谢功能旺盛；维生素 C 严重不足时，会造成脑和身体对刺激反应减弱，并易引发坏血病，使牙龈、皮肤、毛发、骨骼、关节受损。

[食物来源] 水果和新鲜蔬菜，如所有绿色蔬菜、西红柿、卷心菜、猕猴桃。

5. 叶酸

[摄入数量] 每天摄入 400 毫克就够，不超过 600 毫克。

[食物功效] 胎儿神经管发育的关键时期在怀孕初期第 17~30 天。此时，如果叶酸摄入不足，可能引起胎儿神经系统发育异常。如果您从计划怀孕开始补充叶酸，就可有效地预防胎儿神经管畸形。

[食物来源] 各种动植物食品、动物肝、肾、鸡蛋、豆类、酵母、绿叶蔬菜、水果及坚果类。

✳ 饮食推荐：孕1月饮食保健怎么吃

孕期很多人只知道要补，但吃点啥，很多人脑子里还是一笔"糊涂账"，况且，精子和卵子在输卵管里已经相遇，此时几乎所有人都不知道自己怀孕了。所以，想要生小宝宝的注意了！你首先要提前了解自己一天的营养需要量，把握食品及分量。

妊娠的持续期间（妊娠期间）是从末次月经的第 1 天开始计算。一般开始排卵是从末次月经第 1 天开始数，数到第 14 天前后，这正是受孕的时机。卵子和精子相遇完成受精之后，经过 6~7 天，受精卵会牢牢地植根于子宫内膜中，这就叫着床。在此之前一般人还没有什么感觉，但个别敏感的人也会感到身体不适，如胸部胀痛、烦躁不安等。确定为妊娠以后，就要开始有计划、有目的地进食，妊娠前的必要营养素中要加上胎儿发育不可欠缺的营养素。对于下面给出的基本食品及每天摄取的量要牢记。

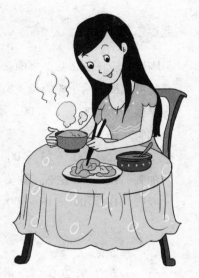

（1）蔬菜

摄入数量：每餐 100 克，共 300 克。

食物来源：以菠菜、胡萝卜、菜花、柿子椒、西红柿等黄绿色蔬菜为主。

（2）薯类

摄入数量：1 天 1 次，土豆 100 克，甘薯 65 克。

食物来源：土豆、地瓜、芋头等。

（3）水果

摄入数量：1 天 3~4 次，与点心共计 300 克。

食物来源：以柑橘类为主。

（4）牛奶（乳制品）

摄入数量：每天 2 杯（280 克）。

食物来源：牛奶和酸奶。

（5）蛋类

摄入数量：1 天 1 个。

食物来源：鸡蛋，必须熟食。

（6）肉、鱼类

摄入数量：1 天 150 克，妊娠后期为每天 200 克。

食物来源：鱼类应多些，肉类要选用脂肪少的瘦肉，不要食用加工成品如火腿肠和腌肉等。

（7）杂粮类

摄入数量：适量。

食物来源：米饭应以胚芽米为原料，面包也应是胚芽面包和全麦面包。

✳ 孕1月：一日三餐及煲汤饮食推荐

刚怀孕应该怎么吃？下面是提供给孕1月的孕妈妈一日三餐饮食参考，这个套餐可以提供给孕妈妈身体所需的热量及蛋白质、脂肪、钙等。

早餐　7：00～8：00，小米粥1碗，包子1个，鸡蛋1个。

加餐　10：00左右，大枣100克。

午餐　12：00～13：00，花卷100克，咕咾肉100克，什锦豆腐煲适量。

加餐　15：00左右，葡萄100克，南瓜子适量。

晚餐　18：00～19：00，大米粥1碗，素什锦100克。

刚怀孕1个月，煲些什么汤喝好呢？

花仁蹄花汤

原料：花生米200克，猪蹄1000克，老姜、食盐、葱、胡椒粉、味精各适量。

做法：将猪蹄去毛、燎焦皮、浸泡后刮洗干净；对剖后砍成3厘米见方小块，花生米在温水中浸泡后去皮，葱切花，姜拍碎；把大锅置旺火上，加入清水适量，下猪蹄，烧沸后捞尽浮沫，放进花生米、生姜；猪蹄半熟时，转小火，加食盐继续煨炖，待猪蹄炖烂后，起锅盛入汤钵，撒上胡椒粉、味精、葱花即可。

功效：汤白、肉烂，富于营养，适用于孕早期补虚养身之用。

✳ 蛋黄酸奶糊：控制体重，吃对是上上之选

不断"补身体"是怀孕期间的主题曲，但与之相矛盾的是，怀孕期间的孕妈妈，一般都会担心身体长得太胖。怎么吃既有营养又不胖呢？不用担心，这里为你推荐好吃不胖的食物——低脂酸奶。

好吃不长胖：低脂酸奶

牛奶经过标准化处理将其中的脂肪分离出去，剩下的脱脂牛奶再经过发酵，生产的产品就叫低脂酸奶，一般情况下要求脂肪小于0.5%。酸奶富含钙和蛋白质，即便是患有乳糖不耐症的准妈妈，对于酸奶也还是易于吸收的，而且有助于胃肠健康。

推荐美食：蛋黄酸奶糊

原料：鸡蛋1个，肉汤50毫升，酸奶100毫升。

做法：将鸡蛋煮熟后，取出蛋黄放入细筛捣碎，将捣碎的蛋黄和肉汤倒入锅中，用文火煮，并不时地搅动，呈稀糊状时取出冷却，将酸奶倒入搅匀，即可食用。

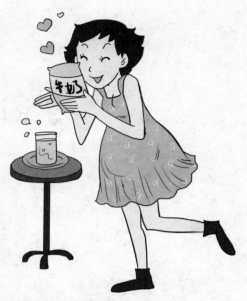

功效：蛋黄中有宝贵的维生素 A 和维生素 D，还有维生素 E 和维生素 K，这些都是"脂溶性维生素"。水溶性的 B 族维生素，绝大多数存在于蛋黄之中。而蛋黄之所以呈浅黄色，就是因为它含有核黄素，而核黄素就是维生素 B_2，它可以预防烂嘴角、舌炎、嘴唇裂口等。孕期食用本品不仅可以补充营养，又因其脂肪含量低，还能保持窈窕身姿。

✱ 孕1月：忌吃食物知道更要做到

怀孕期间，一个人吃两个人用，每天摄取的食物，除了要供给自己每日所消耗的能量外，还要供给正在生长中的胎儿各种营养，所以无论在量和质的方面，都要比一般人多。这期间，适宜的饮食原则为多食用牛奶、肉类、鱼类、蛋黄等富于蛋白质的食物，以及绿色或黄色的蔬菜和水果等。

从营养上看，这个月需要注意补充叶酸，忌烟、酒，多休息，睡眠充足，去医院做检查，放松心情，怀孕期间禁吃鲤鱼。多吃些温补类食物，少吃如西瓜和香蕉这样的寒凉水果，多吃些热性、中性的水果、蔬菜，以利于胎儿健康发育。

孕期饮食如何保健？中医学认为，这个阶段，孕妇"应寝必安静处，无令恐畏，饮食精熟"。意即孕妇从怀孕后第1个月起，就应注意睡眠的环境要安静，无噪声打扰，更不能受到惊吓。饮食上注意摄取富有营养的食物，并且要煮熟、煮透。此外，要注意忌吃食物，大补和寒凉的东西及加工食品，尽量不吃。如：螃蟹、甲鱼、薏苡仁、马齿苋、罐头、未煮熟的鱼、蛋、肉，以及山楂、猪肝、久存的土豆、热性饮料、味精、桂圆、荔枝、木瓜、苦瓜、腌制酸菜、榨菜、烟熏食品等，西瓜、浓茶、咖啡、可乐等，酒、人参、槟榔等。

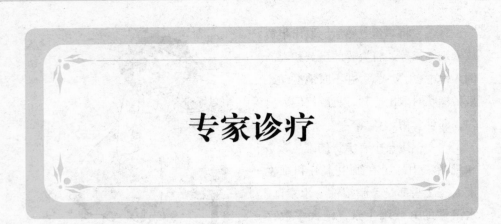

专家诊疗

✳ 白带异常——饮食良方让你吃出好孕

正常情况下，妇女阴道流出少量透明、黏滑、色白或黄白的黏液称为白带。孕期，当子宫、子宫颈、阴道出现病变或有其他原因时，白带的量、颜色、黏稠度会有变化，称为白带异常，中医称带下病，认为由湿热侵袭或脾肾虚弱引起，在采用饮食疗法时应按照辨证施治的原则选择。

白带异常怎么吃

1.莲子酿猪肠　取莲子 50 克，枸杞子 50 克，猪小肠 2 段，鸡蛋 2 个。先将猪小肠洗净，然后将浸过的莲子、枸杞子和打开的鸡蛋混合后放入猪肠内，两端用线扎紧，加清水 1000 毫升，待猪肠煮熟后切片服用。每日分 3 次服，隔日 1 剂。适宜于肾虚型白带增多者，湿热型患者禁用。

2.莲子荷叶粥　取芡实 60 克，莲子 60 克，鲜荷叶 1 张，糯米 50 克。将芡实去壳，莲子去皮去心，把鲜荷叶剪成 3 厘米长、2 厘米宽的片，并洗干净以后，把三者加糯米一起放入砂锅里，加水 500~600 毫升煮熟，每日分 2 次服用，一般 5~7 天即可见效，服用时，亦可加适量砂糖调味。此方适宜于脾虚型白带增多，肠胃实热、大便干燥者忌用。

3.冰糖冬瓜子汤　取冰糖 30 克，冬瓜子 30 克，将冬瓜子洗净捣末，加冰糖冲开水 1 碗放在陶罐内，用文火隔水炖好服食，每日 2 次，连服 5~7 日。此方适宜于湿热型白带增多者，脾胃虚寒及便溏者不宜服用。

4.山药莲苡汤　取山药60克,莲子60克,薏苡仁60克。将山药、莲子(去皮、去芯)、薏苡仁洗净,一起放入砂锅中,加水500毫升,用文火煮熟后即可服用。一般每日1次,服用5~7次见效。此方适宜于脾胃虚型引起的白带异常。

5.银杏豆浆汤　取银杏(去心、去皮)10粒捣碎,冲入豆浆内,炖熟后内服,每日1次,连服数日可见效。适宜于带下病初起、白带增多的患者。银杏有一定毒性,一是要炖熟,且不宜长期服用。

✳ 尿频——走出误区,看作是怀孕的标志

很多孕妇在刚开始怀孕的时候会出现尿频的现象,甚至很多人是在发现尿频而去医院检查的时候才发现自己怀孕。其实,大家要放宽心,因为尿频是怀孕期间大多数孕妇必经的阶段。

为什么怀孕后会经常想上厕所?首先,尿频通常是确定怀孕的标志。孕妇在怀孕初期和末期都会出现不同程度的尿频。究其原因,在怀孕初期出现尿频主要是因为身体荷尔蒙分泌改变而导致的。晚期出现尿频主要是由于胎儿逐渐落入盆中,压迫膀胱导致尿意。从自我防治来看,唯一可行的就是控制饮水量,要想不在晚上起夜,最好在临睡前1~2小时不要喝水。或许自己解决是一个途径,但记得千万别走入误区。

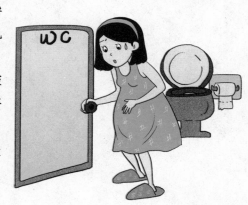

误区1:少喝水

适量少喝水是可以的,但很多人一想起上厕所干脆就不喝水,这是非常危险的。科学已经证实,人类3天不喝水就会死亡。有些准妈妈为了减少上厕所的次数而有意少喝水,甚至口渴才饮水。殊不知,口渴才喝水,犹如田地龟裂后再浇水一样,口渴是大脑中枢发出要求补水的救援信号,是缺水的结果而不是开始。口渴说明体内水分已经失衡,脑细胞脱水已经到了一定的程度。这对于孕妇及胎儿来说都非常不利。所以,正确看待尿频,该喝水时还喝水。什么

时候该喝呢？一般而言，准妈妈应每隔 2 小时饮水 1 次，每日 8 次，每次 200 毫升，共 1600 毫升左右。

误区 2：憋尿

尿频，来来往往跑厕所，很多人很烦，有了尿意也不去，自我憋尿。其实，这是误入歧途，因为憋尿时间太长，会影响膀胱的功能，以致最后不能自行排尿，造成尿潴留，需要到医院行导尿术。

日常生活中，孕妈妈出门前、参加会议或活动前及自由活动期间要及时排净小便；平时要加强锻炼，尤其是进行会阴肌肉收缩运动，如此不仅可收缩骨盆肌肉，还可以控制排尿；使用护垫，以防"突发事件"。

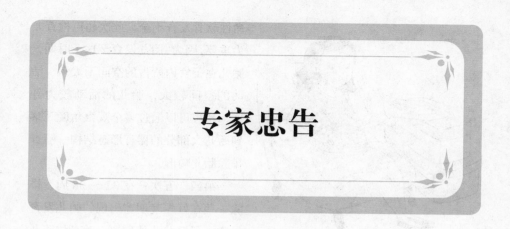

※ 过犹不及，小心产检过多"打扰胎儿"

孕期要产检，否则不知道胎儿情况，糊里糊涂怀孩子、生孩子更是不放心，但孕期检查越多越好吗？很多人认为多做几次检查，能把胎儿"看"得更清楚一些。通常在孕期B超检查做3次：第一次是担心胚胎不在子宫里；第二次是想知道有没有胎心；第三次是想确定胎儿是不是正常发育。

"即使没有任何不适症状，也很紧张胎儿的健康状况。差不多每隔1天就到医院听胎心，否则整天惴惴不安"，这是很多孕妈妈的心理，但这样好吗？事实上，这是一种过分的担心，而且，准妈妈由于担心自己腹中的孩子健康，又没有什么经验，很容易过度紧张，这样对孩子的发育不利。产检也应适时适度，孕期产检应在医师指导下合理安排。盲目、频繁地做B超检查，有可能对胎儿造成不必要的"打扰"。

那么孕妇到底要做几次B超、选择在哪个孕周做才合适？这些都要由医师根据各人的具体情况而定，没有绝对的规定。但是，推荐和建议全妊娠期无高危因素者最好至少接受4～5次超声检查，基本"看点"如下。

第一次：在孕6～8周，主要是排除或及时发现异位妊娠（宫外孕）或异常妊娠（葡萄胎等），了解胚胎是否存活；

第二次：在孕11～14周，主要是做胎儿NT测量，结合孕妇血清血检查，评估胎儿染色体异常的风险度；

第三次：在孕18～24周，主要是系统筛查胎儿发育及诊断胎儿致命性畸形，包括无脑儿、脑膨出、开放性脊柱裂、胸腹壁缺损内脏外翻、单腔心、致

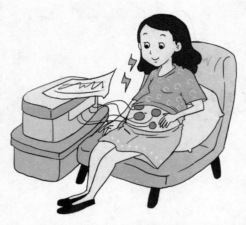

命性软骨发育不全。此次超声检查尤为重要，因为，胎儿发育至这个时期，胎儿在子宫内所占的空间不太多，活动的空间较大，胎儿的活动较为舒展，超声可以通过多个观察角度观察到胎儿大部分的器官形态结构，筛查排除胎儿畸形。

第四、五次：在32～38周，排除一些在妊娠晚期才出现的胎儿发育异常，了解胎儿的位置、胎盘位置及成熟度、羊水的多少等；判断胎儿有无脐带缠绕、绕颈几周及绕颈松紧等情况，而且还能了解脐带的血流情况，评估胎儿宫内的安危，对临床医师选择分娩时机及方式提供有价值的参考指标。

当然，每个人根据自身的情况，应做不同的调整。例如孕妇合并有糖尿病、高血压等疾病，有不良生育史，或有阴道出血、胎儿发育异常等情况的，则应在医师的指导下，遵循产科医师的建议随时申请或及时进行超声检查，以确保胎儿和孕妇的健康和安全。

※ 蜜月受孕，安全期不安全我们怎么办

度蜜月成为很多新婚夫妻一档必不可少的"舒心点心"。但众所周知，这期间怀孕对胎儿的健康与发育会有或多或少的影响，但新婚寻找新的刺激，将这些或许抛之脑后了，有些人尽管记得，但单方面认为只要选择在安全期内同房就不会怀孕。事实上，就是这一观点，让很多蜜月胎儿成为意外的收获，蜜月期没人打搅，生活多了一份宁静，为什么就不能怀孕呢？

蜜月不适合"造人"，这主要基于两点：首先是因为夫妻双方筹备及举办婚礼会使身心比较疲惫，加上旅途辛劳，饮食不规律，又加上各个地方风俗习惯的不同，双方处于磨合期，需要时间适应新生活，突然之间增加一个家庭新成员，难免会让小夫妻措手不及，打乱小夫妻的学习、生活、工作安排。尤其是不小心参加了卫生条件不良的旅游线路，便很可能因为过度疲劳、抵抗力低下和卫生条件不良而患上呼吸道感染和肠道感染等，造成夫妻身体虚弱和精神

状态不佳。再者，从遗传优生的角度来讲，一般建议妇女准备怀孕前 3 个月口服叶酸，以预防神经管畸形的发生。同时还要改变不良的生活习惯，如吸烟、酗酒等，保持心情开朗、生活规律，避免过度疲劳，饮食规律。避免接触生活及职业环境中的有毒有害物质 (如放射线、高温、铅、汞、苯、砷、农药等)，避免密切接触宠物。

这些都没有一个充分的准备，完全在"仓促"的条件下进行，所以，这个时候的胎儿通常情况下，健康和发育没有达成最佳效果。话是这么说，但蜜月期怀孕了该怎么办呢？蜜月期准妈妈一旦发现有怀孕征象，就应该及早到医院进行检查，排除宫外孕可能，并确定胎儿孕周。然后慢慢回忆检视自己的生活，看看是否有违孕育的重大事件发生，比如喝酒、感冒、发热、服药等发生，不管有没有，都要带上原先的病历本，有服药史的尽量弄清服用药物的药名 (有保留药物说明书更佳)，带齐这些资料后找产科医师进行优生优育咨询。把有问题没问题的判断权交给医师，而不是想当然"应该没事吧？"这样侥幸的心理。医师会根据不同的病情，告知畸形的风险率，并给出建议。年轻夫妇经过优生优育咨询并充分考虑后再确定是否终止妊娠。

此外，建议青年夫妇重视婚前检查。没有进行婚检的夫妇，应尽早进行产检，筛查排除地中海贫血、乙型肝炎等遗传性或感染性疾病。虽然在怀孕 14 周之前夫妇可以自行决定胎儿的去留，但是任何的人工终止妊娠都有出现继发不孕的可能。因此，做出终止妊娠的决定要慎重。

✳ 自查自纠，怀孕了，换掉 5 件生活品

单身的时候不是家，结婚有女人了，仿佛有个家，怀孕了，宝宝就要来到，家才真正是个家。这是很多人的想法。那么，成功受孕，需要做哪些生活调整呢？归结起来，一一检视，这几种生活用品看你换过没有。

1. 超过 3 个月的"牙刷"

刷牙是每个人的习惯，早、晚各 1 次。这里为你算一笔账，如果你每天刷牙 2 次，每次刷牙 2 分钟，那么使用 3 个月后，这把牙刷就应该换把新的了。如果连用新牙刷的时间也忘记了，那么，你可以根据牙刷刷毛的规整情况来判断是否需要更新：牙刷的毛大多不规整，像风吹过的高粱地一样，那么，建议你换一把牙刷。

此外，要知道，孕妇的口腔很敏感，所以建议你在刷牙后将牙刷放在通风有阳光的地方，以保证刷头的清洁，防止在刷牙时影响身体健康。

2. 超过 2 年的"枕头"

枕头是很多人不当回事儿的生活用品，枕头好不好感觉自知道。如果你最近睡醒后经常觉得脖颈酸痛，就要考虑枕头是不是已经超过了 2 年使用期了。要知道，如果枕头的内芯已经变形或填充物已经结块，在夜间的睡眠过程中，就没有办法再很好地支撑你的头部和颈部。不仅如此，使用期限过长的枕头，还常附有真菌或微尘，对孕妇的皮肤健康和呼吸道健康都没有好处。

3. 超过 800 公里的"跑鞋"

孕前爱运动，孕后也打算适量活动，这原本是好事。但你是否知道，跑鞋如果超过 800 千米，就需要及时换一双新的。因为一旦超过了这个期限，鞋子对于你的足部和身体躯干的保护和减震效果就会大打折扣，尤其怀孕后负重过大的膝盖和后背就容易损伤。

4. 超过 1 个月的"胸罩"

对怀孕前的你来说，应该每隔 3~4 个月就更换新的胸罩，但怀孕后，这也要做改变，因为胸罩时间长了，面料会变得缺乏弹性，无法很好的承托和保护乳房。所以，怀孕后的你，胸罩的"保质期"就要缩短到 1 个月左右。因为孕妇的胸围几乎每个月都会有突飞猛进的变化，此时你一定要给娇嫩的乳房找到最合适的"家"。

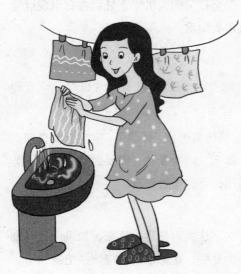

5. 超过 2 周的"擦手巾"

病从口入，但细菌很多来自于手，所以，孕后擦手应该成为你的一个习惯。擦手巾也要适当更换，尽管你每次都是在洗干净手后才使用它，但它仍然隐藏了较多的细菌。因此，你需要每隔 2 周就更换 1 次。为了减少细菌藏在擦手巾里的机会，建议你最好每隔 2~3 天就用热水将擦手巾彻底清洁 1 次，然后放到阳光下晾干。

最后要提醒孕妇的一点是，适当参加家务活动，算是一种锻炼，但要注意卫生和安全。比如使用洗涤剂、漂白剂、消毒剂、除臭剂、空气清新剂、洁厕灵、除虫剂、油漆、黏合剂、涂料、强力清洁剂等日用化学产品中，经常会含有对孕妇有影响的成分，使用时带上优质的防水手套，尽可能不要接触相关事项。

✳ 孕前检查，防止孕后加重的 4 种病

怀孕期间具有高度风险，有些潜在的疾病孕前并不会有症状或症状轻微，但到了怀孕期间，由于全身血量、新陈代谢的速度都增快，因此症状会显得特别严重，下列 4 种疾病就是可能在孕后加重的疾病，是必须列入孕前检查的项目。

1. 甲状腺功能亢进症

甲状腺功能亢进症 (简称 "甲亢") 是由多种因素引起的甲状腺激素分泌过多所致的一种常见内分泌病。常见症状为多食、消瘦、怕热、多汗、心悸、激动，甲状腺常以肿大为特征，因为没有特别难受的感觉，所以，很多人并不当回事儿，殊不知，这种病如不及时治疗，可引起多种并发病，甚至造成死亡。

甲状腺功能亢进症好发于女性，对本身就有轻微症状者而言，怀孕期间特别容易让症状加剧，由于此症须持续服药，即使是在怀孕期间，也必须接受治疗，否则不利于胎儿及母亲，也可能会使死产或流产的概率升高，此外，甲状腺功能亢进会出现医学上所谓的 "一轻一重" 现象，即新生儿出生的体重会较低，但孕妈妈出现妊娠毒血症及心脏衰竭的概率会提高。

2. 自体免疫性疾病

自体免疫性疾病，亦作自体免疫问题，是一种人体内自己的免疫系统攻击自己身体正常细胞的疾病，就是正常的免疫能力下降，而异常的免疫能力却突显的一种问题。说得通俗一些，就是认友为敌，把自己身体里本来不是病毒或细菌的东西，当成病毒或细菌来攻击，希望将之驱出体外，造成不正常的过度发炎反应或是组织伤害，进而影响身体健康造成疾病。

红斑性狼疮是最常见的自体免疫性疾病，就症状表现来看，平常也许功能

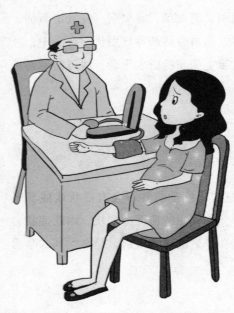

都正常，不至于表现出严重的症状，一旦怀孕，生理上就容易出现发热、疲惫、嗜睡等现象，由于此症会侵犯体内许多器官，如果侵犯到肾，更会使病情恶化，若有广泛性血管病变者，还会合并子痫前症，又或者会因免疫力下降受到感染，导致羊膜破损而造成早期破水现象。所以，建议有此类疾病的妇女，一定要在孕前特别控制病情。

3. 糖尿病、高血压病

糖尿病、高血压病很多人并不陌生，平常也好好的，没有什么特别的不适，但怀孕妇女就一定要注意了，如果本身就有慢性病，孕前不检查，孕后疾病表现就会翻倍，有严重高血压病的女性在怀孕期间会遇到较高的风险，除了体重持续增加，会加重心脏的负担外，胎盘与子宫也会因为高血压病而使得血流量不足，导致胎儿流产或早产。尽管如此，也不要过分紧张，因为高血压病患者并非完全不能怀孕，只是必须小心控制血压。至于糖尿病患者，也须检验有无尿糖反应，定期控制血糖，才能避免怀孕后发生胎儿与自身的健康问题。

4. 传染性疾病

德国麻疹、水痘、梅毒、艾滋病等传染性疾病，也是最常见且影响胎儿又非常严重的疾病，因此更是孕前检查的基本项目。具体说来：怀孕初期若感染到德国麻疹，有很高的概率让胎儿受到感染，生下患有多重先天缺陷的宝宝，如智能不足、视障、听障、先天性心脏病等；孕早期若感染水痘病毒，会造成胎儿的畸形包括：小头症、手足发育不全、先天性白内障、脑部钙化等；感染梅毒的孕妇，会在怀孕中的任何阶段经过胎盘将梅毒螺旋体传染给胎儿，对胎儿的影响包括流产、死胎、胎儿水肿及先天性梅毒的胎儿。

此外，完整的遗传咨询是孕前检查的重要项目，一旦筛检后发现异常现象，通常会先跟夫妻解释可能发生的概率，然后，依靠人工生殖技术，在受精卵阶段就先筛选出带有正常基因者进行植入，达到事前预防的目的。

✳ 房事姿势，这 3 种方式不会伤胎儿

众所周知，怀孕早期胎盘尚未发育完善，这个时候，受精卵虽已"着床"，但胚胎附着于子宫尚不十分牢固，是流产的高发时期。此时行房事，一不小心可能导致子宫强烈收缩，从而导致妊娠中断，所以应避免房事，预防发生流产。

所以，对过去曾有流产史、此次妊娠曾出现少量阴道出血的先兆流产妇女，或年龄较大、求子心切者等，应禁止性交。此外，临产前 1 个月必须禁止性交。因为这个时期胎儿已经成熟。为了迎接胎儿的出世，孕妇的子宫已经下降，子宫口逐渐张开。如果这时性交，羊水感染的可能性较大。

除了上述情况之外，在孕中期，胎盘已经形成，妊娠较稳定；早孕反应也过去了，女性这个阶段的心情也开始变得舒畅。性器官分泌物也增多了，此期只要房事有节，是可以性交的。但应注意正确性交的姿势。性交时应避免男方在上面压迫女方的腹部。爱该怎么"做"呢？下列姿势可供参考，择优而用。

侧卧式：男方侧卧，女方仰卧，同时将双腿搭在男方双腿上。这样可面对面做爱，而且使腹部免受压迫。此外，此种姿势还不影响性交前的爱抚。

坐入式：做爱时女方面对面坐在男方双腿之上（适合腹部不太大的时期），由于此姿势男方阴茎插入较深，双方快感明显。当腹部变大时，女方可转过身体用坐姿后入式。

后入式：女方四肢俯卧，男方采取跪姿后入式。此姿势不仅不会压迫腹部，而且不影响男方对女方的爱抚。

✳ 受孕诊断，是否怀孕一查便知

和老公"第一次亲密接触"之后，就会老掂想，自己到底怀孕没有？如何知道呢？一般而言，绝大部分人在怀孕的前 3 个月即孕早期就可诊断清楚是否怀孕。这个时候的诊断主要是根据本人的表现和化验检查完成。

1. 自我表现

怀孕了自己有什么表现，首先是月经过了日子没有"如约而至"。假如每月月经都能按时来，并且血量不少，那就不可能怀孕，因此不要担心，也没有必要考虑怀孕的事。但是对于平时月经周期规律的育龄妇女，一旦月经过期

10 天以上，应考虑是否已经怀孕，如过期已达 56 天 (从最后一次月经的第 1 天算起)，就基本上可以确定怀孕了。

再就是女性在孕后 40 天左右会出现头晕、疲乏、食欲缺乏、偏食、厌油腻、恶心、清晨起床后呕吐、困倦等，称为早孕反应，俗称"害喜"。部分反应严重者，会因此发生酮症酸中毒，需要输液纠正。这是早期怀孕的另一个症状。早孕反应多在孕 3 个月左右自行消失。

2. 化验检查

早期怀孕，需要做什么化验呢？怀孕早期到医院就诊，医师可发现子宫增大、变软，乳头及其周围颜色加深，乳头周围出现小结节。根据月经过期及早孕反应，就可以大体判断自己已经怀孕，但最终确诊则需要化验来完成，一般只要验尿即可，在 30 天左右清晨第 1 次尿就可以确诊。如无特殊需要不必验血或做 B 超诊断。

做 B 超是检查早孕和确定胎儿大小的最快速、准确的方法，最早可在孕 5 周时做出早孕诊断。阴道 B 超较腹部 B 超可提前 5~7 日确诊早孕。应用多普勒仪器在孕 10 周时还可以在腹部听到胎心。由此清楚地诊断出早孕。

还有的用比较简便易行的方法测定，即早孕试纸检测。早孕试纸检测怀孕的方法由于其方便实用，被越来越多的女性用来检测自己是否怀孕的工具。但如果过早地做尿液测试，所呈现的阴性反应可能是错误的。那么，什么时候做检测比较好呢？尽管许多种早孕试纸上都表明女性在错过正常经期 1 天之后便可做怀孕自测，但实际上，不是所有怀孕女性排放人体绒毛膜促性腺激素的速度和数量都相同，过早地做尿液测试，所呈现的阴性反应可能是错误的。所以，建议最好在月经期迟来 2 周后再做怀孕自测。再者，建议不要盲目相信它会给你最后的答案。一定要到医院做尿检或血检，才能准确判断是否怀孕。

第2章

孕2月
胎心开始跳动的岁月

❋ 胎儿变化：胎儿身长已经3厘米左右

身长：胎儿身长 3 厘米左右。

体重：体重约 4 克。

外表：外表已能够分别头部、身体及手和足，逐渐具备人的形态。

胎动：脐带和胎盘开始发育，到第 6 周时，心脏开始跳动。

其他：心脏、血管开始具备向全身输送血液的能力，羊水生成了。

❋ 孕妈妈变化：多数准妈妈出现恶心、呕吐

月经：月经停止。

子宫：子宫增大，阴道分泌物增多。

乳房：乳房增大明显。

反应：多数准妈妈开始出现恶心、呕吐、食欲减退等妊娠反应。常感到疲劳、困倦、不安、忧郁等。

体温：体温会比正常体温高 0.2℃左右，这种情况约要持续到怀孕第 15 周，如果在正常的体温检测中发现体温降低，或发现妊娠反应突然停止，要及时去医院检查。

其他：小便次数开始增加。

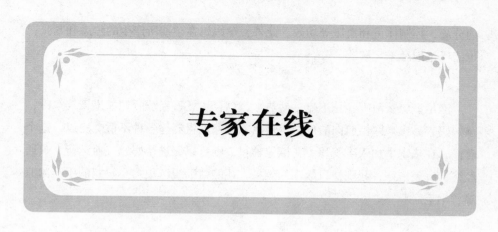

专家在线

❋ 秋冬泡足，5个秘密孕妈妈一定要知道

"睡前一盆汤，赛过人参汤"，众所周知，这里的"睡前汤"是指用热水洗足，所以中医建议您在睡前用热水泡足，长此以往会有良好的保健效果。孕期，孕妈妈们的身体不断水肿，难受的感觉与日俱增，这个时候，孕妈妈不妨通过泡足等方式调节自己的身体。

除了食补，孕妈妈还可以通过"泡足"的方式来调和身体，当然，泡足并不是指用热水把温度传递给双足那么简单，对孕妈妈来说，选择适当的药材泡足，是非常重要的。所以，为了泡得健康，以下告诉孕妈妈几个小秘密，让你泡足的同时，轻松收获健康。

1. 为什么泡：泡足对孕妈妈的好处

中医学认为，足乃人体之根，足部是人体经络的集中处，脏腑的病变可通过经络互相影响，而通过疏通经络气血，又可以达到治疗脏腑病变的效果。泡足就是通过足部穴位和足底反射区，将不同的中草药经过配伍，用水煎煮后使有效成分溶入水中，足部浸泡后，一方面通过水的温热刺激，促进血液循环，另一方面药物有效成分可渗透皮肤，通过经络将药力送达机体内部而发挥不同的作用。

泡足对孕妈妈有什么特别的作用呢？首先是避免用药对口腔黏膜、消化道及胃肠的刺激，减轻了肝肾的负担，这样一来，就比较安全，不良反应少。据研究，孕期泡足疗法还具有提高免疫力，促进血液循环，加强新陈代谢，调节内分泌，控制体重和血压等功效。此外，孕妈妈在孕期所产生的焦虑和紧张，也能通过泡足来缓解。

2. 如何配药：加适量生姜片、花椒

泡足该怎么泡呢？总不能一盆热水，然后足往里一放即可。如果天气寒冷，孕妈妈容易出现寒性肌肉酸痛、手足冰凉及寒性胃痛等各种不适。所以，这个时候，在热水中加入生姜片、花椒等辅料，则可以促进孕妈妈气血运行，疏通经络，解表散寒，起到祛风散寒的效果，还能帮助缓解很多孕妈妈的手足冰凉等"小毛病"。

3. 水温控制：水温略高于体温

泡足水凉了自然不好，但水热了就好吗？过犹不及。如果泡足水温太高、时间过长，会导致准妈妈血液循环过快，心脏和脑部负担过重，有可能出现出汗、心悸，甚至晕眩、虚脱等症状，对孕妈妈的健康自然不利。

4. 足部按摩：不可随便按压足底

足底按摩本来是好事，但对孕妈妈来说，刺激足部某些穴位，极有可能导致流产。泡足水中也不要乱添活血祛瘀类中药，否则可能造成意外。此外，孕妈妈患有严重的脚气（足癣）时，最好不要用热水泡足，以免水疱破裂，使伤口感染，对母子不利。

5. 泡足时间：15 分钟为宜

泡多长时间合适呢？一般来说，孕妈妈每日临睡前泡足 15 分钟为佳，最好不要超过 30 分钟。从水很烫泡到水全凉了，是错误做法，相当于做了无用功。一般以 15 分钟为宜，而且不要过于频繁，每天 2 次足够了。

现在很多人养生意识越来越重，泡足的时候，往往会添加一些中药，这里首先要明确的是，并不是药材越名贵对自己越有效果。这里特别就高血压孕妈妈泡足选用药材做一个说明，以供参照。

(1) 肝阳上亢型高血压：患病孕妈妈表现为头晕头痛、面红易怒、口干口苦等症状，宜用牛膝、代赭石、夏枯草等药材来泡足。表现为眩晕、食少、疲倦乏力的气虚型宜用黄芪、白术等。

(2) 上盛下虚型高血压：患病孕妈妈表现为收缩压高而舒张压低、头晕、头胀、腰酸腿软、足冷等症状，宜用补肾平肝的药物，如石决明、龙骨、桑寄生等。

最后要提醒一点的是，每个孕妈妈在进行泡足的时候，需要根据自己的体

质来选择药材，最好在中医师指导下选择药材，不要被广告宣传误导；再者，过饱、过饥以及进食状态下，尽量不要泡足，以免引起头晕眼花等不适症状；三是泡足的时候，最好在家自己单独用一个桶泡，采取局部熏蒸法。

✸ 怀孕为大，但别对丈夫过度依赖

现如今，怀孕的多为"90后"，平时就大小姐脾气，怀孕了更是如此，加上是头一胎，所以，很多孕妈妈就如公主般，将老公老人全当作保姆对待。无可否认，怀孕期间孕妈妈感情变得脆弱。于是在精神上和心理上，孕妈妈都离不开丈夫，对丈夫有一种依赖感。但什么都不做的这种过度依赖往往对孕期不好。

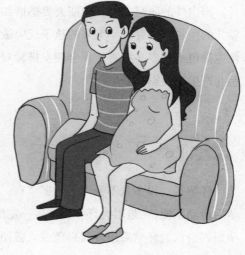

首先，站在丈夫的角度，妻子怀孕了，需要我们能时时在身边和自己一起分享快乐、分担忧患，这并没有错。但是，孕妈妈千万不要过分依赖丈夫，如果太娇气的话，这种娇气可不会给胎儿留下什么好的影响。有了身孕，并不等于什么都不能做了，丈夫对自己必要的关注是应该的，但丈夫有自己的事业和工作，有自己的生活内容。妻子要体谅丈夫，不要对丈夫过分依赖。

再者，如果家人和朋友都过度照顾，那么孕妈妈的心理依赖性增强了，孕妈妈的活动量大减，心理上也处于消极、被动状态，对健康有害无益。这容易导致身心脆弱，无形中给后来的分娩工作带来了压力，甚至成为难产的重要因素。

✸ 有孕在身，但别完全禁欲冷落丈夫

怀孕了还能"爱"吗？不少孕妈妈因为缺乏必要的怀孕常识，所以，为了

胎儿的健康着想，将整个孕期当作了老公的禁欲期，对丈夫同房的要求一律拒绝。这也是很多新闻报道，妇女怀孕了，丈夫却另寻新欢的原因。当然，这不是出轨的"借口"，但孕期禁欲，对丈夫来说，一方面是体谅，但另一方面，时间一久，夫妻间的感情会有所影响。

可以肯定的是，孕妈妈在孕期也是可以进行性生活的。这期间有个时间的把握和技巧的掌握。比如，在怀孕早期3个月和怀孕后期3个月，建议准爸爸与孕妈妈不要有性生活，否则很容易引起流产、早产和宫内感染等不良后果。如果孕妈妈有流产倾向、心脏和血压有问题，那么，在孕期最好也不要过性生活；宫颈有肌瘤、息肉，或者前置胎盘的孕妈妈，孕期也最好不要有性生活。

而到怀孕中期，胎盘已形成，妊娠较稳定，早孕反应也过去了，性欲增加，可以适度地过性生活。孕中期适度地性生活，有益于夫妻恩爱和胎儿的健康发育。国内外的研究表明：孕期夫妻感情和睦恩爱，孕妇心情愉悦，能有效促进胎儿的生长和发育，生下来的孩子反应敏捷，语言发育快，而且身体健康。但性生活也不是多多益善，须合理安排，对性交姿势与频率要加以注意，避免对胎儿产生不良影响。

✳ 不做宅女，孕期别自我封闭不出门

怀孕了，很多人不爱出门，据考察，主要基于三方面的原因：一是因为怀孕后行动不便；二是因为怀孕，产生一定的焦虑和担心情绪；三是因为怀孕后，孕妈妈自认为怀孕后出现黄褐斑或大腹便便，变丑了，变笨了，不愿意让别人看见自己这个形象。因此，就宅在家里，大门不出，二门不迈。

怀孕期间自我封闭好吗？是的，像很多人想象的那样，少了去人多地方受感染的可能，但也不容忽视孕妈妈心中的疑虑。

1. 忧郁

"我都找不到人聊天，因为我的朋友都在上班。"没工作后，孕妇容易自己营造个人孤独感，其实不是找不到人聊天，而是放弃"找人"的举动，原因很多：害怕被拒绝、担心朋友不喜欢聊怀孕话题、怕被嫌弃，甚至害怕造成朋友的压力，渐渐地画地为牢，产生忧郁症。

好孕建议

你可以通过网络 QQ 等与外界保持联系，当然，这个时候使用手机尽量控制时间，不要太长。再者，在家安胎的准妈妈，不要封闭自己拒绝朋友的来访，以免胡思乱想，偶尔打打电话或上网聊天都可以，总之，不要关闭与外界沟通的窗口。

2.焦虑

"老公，宝宝会不会留不住？"转为孕期，不仅上班时的工作节奏停顿，以往马不停蹄的女强人，突然转为"樱樱美代子"，而且还会因为胎儿健康问题产生一系列的焦虑。常见的症状就是坐立不安，出现烦躁，否定怀孕喜悦，甚至抗拒自己已经怀孕的事实。

好孕建议

对于孕妈妈的问题，准爸爸最好不要采取"哎呀！你想太多了！"这样的直接回答，因为这容易使孕妇情绪受挫或失控。老公应该认真、严肃地看待安胎这件事，口气要幽默，态度要温和，一定要表现出关心、体贴的样子。

※ 孕期运动，分清阶段再对号入座

孕期连动都不动，直接在家待产，看似安全，但这更可怕。懒得动造成过度肥胖不仅危害胎儿的基本健康，同时也会造成生产不顺利。既如此，那么，如果从来就没有运动的习惯怎么办？又该如何规划孕期运动呢？这里，为你的孕期理出一些头绪，让你有条不紊地度过孕期。

基本说来，孕期运动可分为两类人三阶段，具体指导如下。

1.两类人

(1) 运动不间断者：如果运动从没间断，由于长期锻炼，母体已经适应运动的感觉，就算怀孕了，你也可以持续原来的运动，只要减缓速度即可，但动作不宜过大。一些竞技型的运动像棒球、网球、篮球等还是禁止为好。

(2) 没运动习惯者：习惯当娇娇女或很久没运动的孕妇，一定要采用渐进方式让身体肌肉动起来。因为运动不仅能让胎儿发育好，也能让孕妈妈摆脱怀孕期间的种种不适症状，生产过程也会较顺利。

2. 三个阶段

怎么动呢？不同的阶段不同孕妇个体应有所不同，这里从怀孕运动三个阶段的角度，做一个运动的指导与说明。

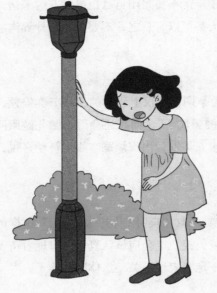

第一阶段：怀孕不适期 (0~3 个月)

孕早期，尽管刚刚怀孕，胎儿还没有迅速发育，但这期间是胎儿细胞器官成长期，这时候容易想睡，也易出现孕吐不舒服，因此，运动就是要帮助减缓孕吐不适，让母体和胎儿渐渐习惯运动的韵律节奏。以往不运动的孕妇，此时要规定自己每天散步或快步走 10~20 分钟，让身体出些汗就达到运动效果了，习惯后再慢慢延长运动的时间。若这个阶段运动没有感到不舒服，中期阶段就可以选择自己喜欢的运动持续运动。

值得注意的是：逛街可以当休闲，但不算运动，它不会让胎儿有韵律感。所以，别拿逛街当运动的借口。

第二阶段：怀孕无虑期 (4~7 个月)

这个阶段，走过孕早期的那道坎，此时是胎儿稳定期，因为较不担心流产问题，就容易胃口大开，体重直线上升，因此，这时期运动量要比前 3 个月多一些，1 周至少 3 次，1 次至少要 30 分钟 (长期运动者可达 1 小时)。

第三阶段：怀孕臃肿期 (8~9 个月)

此时，孕妇肚子已经大到行动不方便了，体型较为臃肿，随时有生产可能，但仍不能因此卧床，要保持轻微的肢体运动，减低足部水肿的不适。再者，孕妈妈体重开始增加，会改变身体支撑部位，因此也要渐进式地对肌肉、韧带、关节加强支撑力，如此一来，就算体重增加，也没有腰酸背痛问题。总起来看，这个阶段运动的动作要更加舒缓，手摆幅度要小，脚的步伐也要小，以免造成子宫收缩。

✳ 生聪明娃，孕期边学知识边晒太阳

怀孕期间，孕妈妈有很多怀孕注意事项，尤其是怀孕前3个月，孕妈妈如果不注意，会直接影响到胎儿发育，尤其是胎儿的大脑发育。如果孕妈妈们想生个健康活泼、惹人疼爱的小宝宝，就应该让无聊的孕期"丰富"起来。

宝宝聪明跟孕期有什么关系呢？当然，研究显示，孕妈妈与胎儿之间是有信息传递的，胎儿能够感知孕妈妈的思想。宝宝聪明与否，正是由于妈妈不懂得在怀孕期间注重胎儿大脑发育；如果孕妈不思考胎儿脑子迟钝，变得什么都不想干的话，胎儿也会深受感染，变得懒惰起来。那么，孕期能做点什么呢？至少两个方面要做到。

1. 吸收自己有兴趣的知识

怀孕期间，很多孕妈妈都把它看作是一个无聊的时间，不知道怎么打发，就那么躺着睡着度日。这其实是一种对孕期时光的"荒废"。

好孕建议

怎么做？孕妈妈要明白，自己不是一个人，不是形影相吊，而是时时刻刻和胎儿在一起。建议在怀孕过程中，孕妈妈从自己做起，勤于动脑，在工作上积极进取，在生活中注意观察，把自己看到、听到的事物通过视觉和听觉传递给胎宝宝。

再者，除了少碰带辐射的电脑等之外，孕妈妈在怀孕的过程中可以培养一些生活情趣，看一些有趣的书籍和电影，然后把内容告诉胎儿，跟胎儿互动。面对有趣的问题，可以适当思考一下。孕妈妈始终保持着旺盛的求知欲，则可使胎儿不断接受刺激，促进大脑神经和细胞的发育，是一种无声的"胎教"。

2. 休闲时光多晒太阳

孕妈妈不晒太阳，胎儿智力不高。近年来，一些医学专家试验证据表明，胎儿出生前与出生后同样需要充足的阳光照射，以获得维生素D。孕期如果缺少活动，孕妈妈就会因缺少阳光照射而造成维生素D缺乏，这样会影响胎儿的大脑发育。

西班牙的研究人员对超过2000名第一或第二孕期的孕妈妈血液中的钙含量进行了测量，然后在婴儿出生后第14个月的时候对他们的精神及运动技能进行评估。研究人员发现，怀孕期间缺乏维生素D的孕妈妈所生小孩在精神及运动技能方面要比怀孕期间维生素D充足的孕妇所生的小孩要低。也就是说，维生素D能促进胎儿的脑部发育。

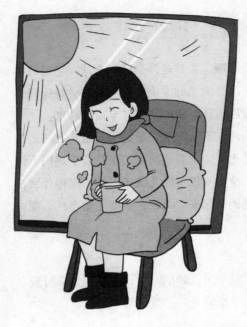

好孕建议

怎么晒太阳为好呢？一般情况下，孕妈妈在怀孕期间特别是怀孕前3个月应该避免阳光暴晒，以保护胎儿。晒太阳当然不是暴晒，而且时间的选择，最好是在上午11时至下午3时，应待在室内或者是阴凉的场所，避免晒太阳。因为这时候是每天温度最高的时候。时间选对了，就可以多晒一会儿吗？时间不是越长越好，孕妈妈晒太阳，冬天每日一般不应少于1小时。而夏天，孕妈妈晒太阳就需要半小时左右。特别是长期在室内或地下工作的孕妈妈，晒太阳尤为重要。

另外，皮肤黑的孕妈妈比肤色较浅的孕妈妈需要更多光照，而且晒太阳时，最好穿天然面料的宽松衣服，比如棉质服装，这样会容易吸汗。

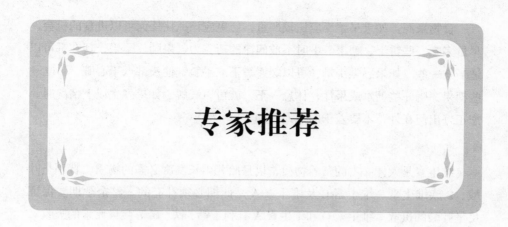

专家推荐

✳ 缺啥补啥：孕2月补充哪些营养

怀孕的第 2 个月是胎儿器官形成的关键期,这个阶段,胎儿脑部开始发育,所以,要生个聪明宝宝,此月是补充营养的时候了,那么,需要哪些营养供应才能防止流产、死胎和胎儿畸形,促进胎儿大脑发育呢? 这时所需的营养,除了继续补充叶酸和蛋白质,还要加强钙和维生素 D 的补充。

所需营养 1:蛋白质

[每日用量]每天的供给量以 80 克左右为宜。这是一个可以浮动的摄取数量,什么意思呢? 就是在孕早期,对于蛋白质的摄入,不必刻意追求一定的数量,但要注意保证质量。所以,这个时候想吃就多吃点,不想吃可以少吃点。

[食物来源]可以考虑以植物蛋白代替动物蛋白,豆制品和蘑菇等食品可以多吃一些。再者,牛肉含有多种人体必需的氨基酸、丰富的蛋白质、维生素 B_1、维生素 B_2 和钙、磷、铁、锌等,有补脾养胃、益气补血、强筋健骨等功效,是非常好的滋补食物。

此外,如果是职场孕妈妈,也可以在包内和办公桌抽屉放一些杏仁、核桃仁、榛仁之类的坚果,随时吃几粒,有助于补充蛋白质,也有利于胎儿大脑发育。

所需营养 2:糖类、脂肪

怀孕 2 个月,如果实在不愿意吃脂肪类食物,就不必勉强自己,因为人体可以动用自身储备的脂肪。此外,豆类食品、蛋类、奶类也可以少量补充脂肪。但是,含淀粉丰富的食品不妨多吃一些,以提供必需的糖类。

食物来源：如果早孕反应比较严重，您更应该抓住任何可以进食的机会，尽量多吃一些饼干、糖果。平时不敢问津的巧克力、果脯、干果，现在都可以适当吃一些。如果感觉头晕，可以缓缓蹲下或平躺，使头部低于心脏，再吃一些糖果，喝一些糖水或果汁，休息一下，就可以缓解。如果发生以上情况时，您正好出门在外，不要羞于向他人求助。

所需营养 3：维生素

维生素是人体必需的营养物质，也是胎儿生长发育必需的物质，特别是叶酸、B 族维生素、维生素 C 及维生素 A 是此期必须补充的。整个孕期要保证足量叶酸的摄取。维生素 C 和维生素 A 有利于钙、铁、磷等微量元素的吸收。这些都有利于胎儿神经系统的发育。

食物来源：各种新鲜的蔬菜、谷物、水果等都可以提供各类维生素，主要看原料是否新鲜。

所需营养 4：水和无机盐

怀孕 2 个月注意补水和无机盐，特别是早孕反应严重者，因为剧烈的呕吐容易引起水盐代谢失衡。

食物来源：各种汤、粥、自制饮料和果汁都会对孕妈妈有益。多吃一些干果不仅能补充无机盐，还可以补充必需脂肪酸，有利于胎儿大脑发育。

✻ 饮食推荐：孕2月饮食保健怎么吃

对于怀孕 2 个月的孕妈妈来说，自身的营养与生个健康宝宝的关系是非常大的，怀孕 2 个月是胎儿身体各个器官发育时期。下面我们就针对孕妈妈和胎儿有益处的食谱简单介绍几种供孕妈妈参考。

（1）萝卜汤

［原料］白萝卜 200 克，胡萝卜 50 克，猪肚 1 个，鸡肉 150 克，酸菜 20 克，生姜、葱、食盐、鸡粉、胡椒粉各适量。

［制作］将萝卜去皮切成块，猪肚洗净切块，鸡肉切块，酸菜切片，生姜切片，葱切段；锅内烧水，待水开后投入猪肚，用中火煮尽血水，捞起待用；取炖盅 1 个，加入白萝卜块、猪肚、鸡肉、生姜、葱、酸菜，调入食盐、鸡粉、胡椒粉，注入适量清水，加盖炖约 2 小时即成。

［功效］此汤清淡可口，略有酸味，孕妇食用此汤能增进食欲，帮助消化，减轻早孕反应。

（2）胡萝卜炒猪肝

［原料］胡萝卜、猪肝各100克，水发黑木耳30克，料酒、胡椒粉、食盐、淀粉、姜、蒜、油各适量。

［制作］胡萝卜切成菱形，猪肝剔去筋膜，切片，用料酒、胡椒粉、食盐、淀粉拌一下；锅中放油，将拌好的猪肝放入八分热的油中过一下，变色盛出；然后炒姜、蒜，加胡萝卜、木耳翻炒，熟时放入猪肝略微翻炒即可。

［功效］这道菜益气补血，适合血虚、面色萎黄的孕妈妈食用。

（3）猪肝凉拌瓜片

［原料］黄瓜200克，猪肝150克，香菜50克，海米、酱油、醋、精盐、味精、花椒油各适量。

［制作］黄瓜洗净，切成3厘米长、0.9厘米宽、0.3厘米厚的片，放在盆内；熟猪肝去筋，切成4厘米长、0.9厘米、宽0.3厘米厚的片，放在黄瓜上；香菜洗净去根，切成1.5厘米长的段，撒在肝片上；海米用开水发好，倒入盆内；酱油、醋、精盐、味精、花椒油搅匀浇在瓜片和肝片上即成。

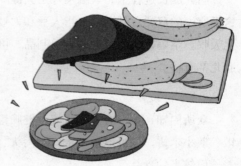

［功效］猪肝含有大量的铁，与新鲜嫩黄瓜一起做菜清香味美，不仅可以补充孕期所需的铁，还能增进孕妈妈食欲。

（4）白菜奶汁汤

［原料］白菜300克，味精、精盐、食油各适量。

［制作］白菜去筋洗净，切成4.5厘米长，1.5厘米宽的条，放入水中煮熟捞出，控去水分；锅置火上，放入食油烧热，倒入汤，再加入味精、精盐、白菜，烧一两分钟，放入牛奶开锅后，勾入淀粉，淋上鸡油，盛入盘中即可。

［功效］此汤色泽乳白，奶味浓郁，使孕妇食欲顿开。

❋ 巧吃妙喝：适合本月的7类食材

怀孕2个月，吃什么比较好？面对丰富的食材，哪些是你应该选择的呢？这里为你做一个推荐。

（1）水果类

孕期补充维生素。胎儿在发育过程中，需要维生素参与细胞的合成。虽然蛋类、乳类、豆类、蔬菜中维生素的含量也不少，但它们都易溶于水，往往在烹调过程中会大量流失掉。而水果可以洗净生吃，这样就避免了加热过程中维生素的损失。所以孕妈妈适当吃些水果，特别是新鲜水果，对补充自身和胎儿对维生素的需求非常有利。

（2）豆类——大豆

胎儿成长过程中，大脑发育是关键的一环。而大豆具有健脑作用。所以，这里所说的豆类食品主要是指大豆和大豆制品。大豆制品营养也很丰富且易消化吸收。孕妈妈适当多吃些大豆制品，可补充多种人体必需的营养素，对己对胎儿都有益。

（3）主食类——小米

众所周知，小米有滋养肾气、健脾胃、治虚热等作用。小米不仅可用来蒸饭、煎小米饼，还可以做小米面窝窝头、煮小米粥等。是适宜孕妈妈常吃的营养价值较高的食品。

（4）鱼类——海鱼

海鱼含有易被人体吸收的钙、碘、磷、铁等无机盐和微量元素，对大脑的生长、发育、健康和防治神经衰弱症有着极高的效用，所以，鱼类是很多孕妈妈应当经常食用的美味佳肴。

（5）飞鸟类——鹌鹑

研究认为，鹌鹑肉富含的卵磷脂、脑磷脂是高级神经活动不可缺少的营养物质，对胎儿有健脑的功效。尤其适合孕期营养不良、体虚乏力、贫血头晕者食用。

（6）干果类——核桃

核桃含有丰富的不饱和脂肪酸，丰富的蛋白质，较多的磷、钙和各类维生素及糖类、铁、镁、硒等。孕妈妈常吃核桃可防病健身，有利于胎儿健脑。此外，中医学认为，核桃有补肾固精、温肺止咳、益气养血、补脑益智、润肠通便、润燥化痰等作用。

（7）耳菌类——黑木耳

黑木耳营养丰富，具有滋补益气、养血健胃、润燥清肺等功效，是滋补大脑和强身的佳品。黑木耳炖红枣具有止血、养血的功效，是孕产妇的补养品。

✳ 土豆泥：控制体重，吃对是上上之选

孕期体重较之前会有较大幅度的增加，如何吃才能既有营养又能避免发胖呢？这里为你推荐一款牛奶土豆泥。

推荐美食：牛奶土豆泥

原料：土豆 250 克，奶粉、精制油、鲜汤、食盐各适量。

做法：土豆水煮，酥熟后去皮，用刀压制成泥，加入食盐和奶粉搅拌均匀；炒锅上火，放入精制油适量，加入土豆泥和适量鲜汤，炒至不粘锅加盐调味即可。

功效：作为主要原料，土豆富含蛋白质，甚至优于大豆，最接近动物蛋白。土豆还含丰富的赖氨酸和色氨酸，这是一般粮食不可比的。土豆还是富含钾、锌、铁的食物。所含的钾可预防脑血管破裂。它所含的蛋白质、维生素 C，均为苹果的 10 倍，维生素 B_1、维生素 B_2、铁和磷含量也比苹果高得多。总体来看，它的营养价值相当于苹果的 3.5 倍，且土豆脂肪含量很低，是减肥的佳品。

✳ 饮食误区，补钙绕开5大"雷区"

补钙是孕期营养摄取的主旋律，但怎么补钙，如何补钙，很多人却不是很清楚，甚至正置身于补钙的"雷区"之中，因此，了解这些误区，走出补钙"雷区"是当务之急。

雷区 1：以为吃牛肉有利于骨骼

不少人认为欧美人看上去"人高马大"，跟他们爱吃牛肉有关系。事实上，这是一个误解。很多吃牛肉甚多的人，正是钙缺乏相当严重的人。这是因为牛

肉跟其他肉品一样：本身含钙量极低。同时，肉里面含有大量的"成酸性元素"，主要是磷、硫和氯，它们让血液趋向酸性，身体不得不用食物和骨骼中的钙离子来中和成酸性元素，因而会增加体内钙元素的流失，减少钙的吸收。所以，不论是红肉还是白肉，缺钙的中老年人应当适当控制肉类的摄入量。

雷区2：以为吃蔬菜与骨骼健康无关

不少人孕期饮食偏爱动物食品，却很少注意补充蔬菜，认为蔬菜里面除了膳食纤维和维生素，与骨骼健康基本没有什么关系。实际上，蔬菜不仅含有大量的钾、镁元素，还含有帮助机体维持酸碱平衡，减少钙流失的功能，甚至本身还含有不少钙。绿叶蔬菜大多是钙的中等来源，如小油菜、小白菜、芥兰、芹菜等，都是不可忽视的补钙蔬菜。

雷区3：以为水果代餐有利于骨骼健康

很多孕期女性担心肥胖，誓把减肥进行到底，甚至孕期也不放过。他们认为，只要吃水果就可以得到足够的蛋白质和维生素，所以，经常用水果代替正餐。实际上，水果是一种有益酸碱平衡的食品，却不是钙的好来源，而且严重缺乏蛋白质。骨骼的形成需要大量的钙，也需要胶原蛋白作为钙沉积的骨架。如果用水果代替正餐，蛋白质和钙的摄入量就会严重不足，不但不利于补钙，还会促进骨质疏松的发生。

雷区4：以为喝饮料与补钙无关

孕期，大多数孕妈妈会有食欲减退的问题，因此，饮食中往往喜欢选取那些有滋有味的饮料。殊不知，饮料大多会严重地妨碍钙的吸收，促进钙的流失。可乐是其中危害最大者——因为其中含有磷酸。把人的牙齿和骨头泡在可乐当中，它们就会慢慢地溶化！其中的精制糖也不利于钙吸收。所以，凡是需要补钙的人，都要严格控制甜饮料的数量。茶水含有丰富的钾离子，其中含磷量低，还有促进骨骼牙齿坚固的氟元素，因而喝茶对骨骼健康有益无害。

雷区5：以为喝了骨头汤就不会再缺钙

补钙，骨头汤是很多人的选择。殊不知，骨头里面的钙绝不会轻易溶出来。有实验证明，在高压锅蒸煮2小时之后，骨髓里面的脂肪会纷纷浮出水面，但汤里面的钙仍微乎其微。所以，孕期要想用骨头汤补钙，只有一个方法：加上半碗醋，再慢慢地炖上一两个小时。醋可以有效地帮助骨钙溶出。需要注意的是：尽量不用高压锅，最好用砂锅来炖，避免在骨头汤中溶出过多的铝。

专家诊疗

✳ 孕期疲劳——6招让你"精神奕奕"

　　什么是孕期疲劳？很多孕妈妈都会在孕早期感到慵懒、倦怠，表现为没有精神，什么事儿没干，但总是很累，没有办法坚持站着或逛街行走，总是想睡或者窝在沙发上，不时还伴发头晕，总跟变了个人儿一样，不像以前有精力。

　　孕期疲劳是孕期的正常表现，不必大惊小怪，更不要惊慌。怀孕会使孕妈妈全身紧张，所以会感觉特别疲劳。造成这种孕期疲劳感的原因可能是激素的改变，特别是孕酮（黄体酮）的急剧增加。而且孕妈妈可能会睡不好觉，尤其是感觉不舒服或频繁起夜上厕所的时候，睡眠质量就更会受到影响。

　　孕期疲劳持续的时间因人而异，不过，到了孕中期，就又恢复正常了。到了孕7个月左右时，因为体重增加等各种各样的原因会让孕妈妈睡不好觉，包括背痛、胃灼热、腿抽筋、胎儿在肚子里的胎动等，尤其是尿频。所以，孕期疲劳仿佛又卷土重来。

　　怎么办？几个小妙招，让你精神焕发。

1. 调整心态——一张一弛

　　孕期保证睡眠很关键，晚上应提早上床睡觉，并养成每天午睡的习惯。即使是15分钟的小睡也能起到关键性作用，如果是职场孕妈妈，最好中午把门关上，趴在桌子上睡一会儿。

2. 工作时间——尽量调整

工作不辞也就罢了，那些应酬最好一推了之。孕期，取消不必要的社交活动，家务活也可以暂时放到一边。如果你需要外出上班，那就看看能不能缩短每天的工作时间，或把一部分工作带回家周末去做，这样你就可以早点下班回家，或偶尔在1周中间休1天假。

3. 饮食营养——保证健康

怀孕后，不要靠薯片或糖果来补充，因为这个时候，你需要每天多摄入大约300卡路里的热量，所以，健康的饮食结构应该由蔬菜、水果、粗细粮搭配的主食、脱脂牛奶和瘦肉、蛋、豆类等食物构成，这样的饮食会让你觉得更有精力。而垃圾食品实际上却会让你消耗精力，让你疲劳。你应该把水果和酸奶这样的健康食品当零食来吃，同时减少咖啡和浓茶的摄入。另外，你每天还需要喝足量的水，确保自己不会脱水。

4. 适当按摩——先生帮忙

准妈妈在按摩时，千万不要像平常（未怀孕时）一样趴着，应选择一张舒适有椅背的椅子，双腿横跨椅子坐下，脸、胸部朝向椅背靠着。不妨请先生帮忙，顺着背部往臀部、手足等部位进行抚摸，让肌肉慢慢地达到松弛的状态。这样不仅有消除疲劳的功效，还能增添夫妻间的情趣。

5. 泡澡、泡足——活血舒筋

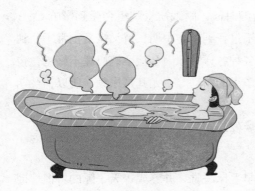

当身心疲惫时不妨泡在浴缸里，借由促进血液循环的作用，让紧绷的肌肉恢复柔软性，走出疲惫的状态。孕妇在泡澡时要注意水温以30~35℃为佳，而且泡澡的时间以15~30分钟为宜。由于孕妇在怀孕期间容易有水肿的问题，若泡澡时间过长会导致组织间隙吸收过多的水分，让水肿情况变得更严重。

此外，要注意的是，孕期泡温泉对孕妇来说并不恰当，温泉温度过高，而细胞的形成与温度有关，在怀孕初期，高温可能会影响到胎儿神经管的发育。

6. 听听音乐——放松自己

孕期该听什么音乐？是否一定要选择古典音乐？音乐的选择只要自己听起来觉得舒服就好，流行乐、爵士乐、轻音乐、电影配乐、大自然音乐，甚至于宗教音乐也行，换句话说只要你喜欢，而且能乐在其中就可以。

✳ 乳房胀痛——按摩让你"挺胸"不受累

很多女性在孕期前与经期这几天都会出现乳房胀痛的现象，如果配合按摩疗法，可以缓解孕期乳房胀痛，还可以起到丰胸的效果。

1. 膺窗穴

位置：锁骨下第3肋骨处向两侧平移至乳头上方。

经属：足阳明胃经。丰胸，刺激肋间神经和胸前神经。

按摩：用手掌顺时针轻揉、按摩，约3分钟即可。

2. 乳根穴

位置：乳头中央直下一肋间处。

经属：足阳明胃经，丰胸。

按摩：用拇指指腹轻揉按压即可，约3分钟即可。

3. 膻中穴

位置：体前正中线，两乳头中间。

经属：任脉。足太阴、手太阳、少阳、任脉之会，通畅身体经络之气，丰胸。

按摩：以拇指或示指指腹按压穴位约5秒后松开，再按压为1刺激次，连续按10次为一回。每天可做6回，有空时就可以做，以洗澡或洗澡后做的效果最佳。每天按摩时可依个人时间与需要，按压单一或多个穴位。

除了穴位按摩之外，还可以做"理气健胸操"：将腋下两旁肉轻轻推向胸前；将小腹的赘肉用力向胸部上推；顺着乳房四周由内而外打圈按摩；最后由下往上按摩至颈部。值得注意的是，每天洗澡后，做健胸操10分钟。

✳ 喝治孕吐——6 种果汁让你"交好孕"

孕吐是怀孕期间一个极为普遍的现象，尤其是孕期前 3 个月，更是让孕妈妈们饱受折磨。除了正确认识、调整心理之外，美味又有效的果汁饮料是治疗孕期呕吐的好孕选择，同时还能帮助孕妈妈调整孕期食欲缺乏。

1. 西红柿木瓜蜜汁

材料比例：西红柿、木瓜、蜂蜜或冰糖水比例：5：8：1。

好孕说明：此款果汁富含大量的维生素 A 原，在人体内可转化为维生素 A，能有效防止孕期钙的流失。同时含有的酶类，可以促进孕妈妊娠期的代谢平衡。还可用于治疗蝴蝶斑等皮肤疾病；木瓜能理脾和胃，治疗消化不良、吐泻等疾病。

2. 菠萝芹菜蜜汁

材料比例：菠萝、芹菜、蜂蜜或冰糖水比例：5：1：1。

好孕说明：芹菜营养丰富，具有健脾养胃、润肺止咳之效；菠萝香味宜人，味甜鲜美。

此款果汁富含维生素及铁、钙、蛋白质和粗纤维，可帮助消化、健脾解渴、消肿去湿。芹菜含有挥发性芳香油，因而具有特殊的香味，能增进孕妈的食欲。

3. 大杂烩果汁

材料比例：苹果、香梨、香橙、猕猴桃比例：3：2：2：6。

好孕说明：猕猴桃果实鲜美，风味独特，酸甜适口，营养丰富，有滋补强身、清热利水、生津润燥之功效。此款果汁含有良好的可溶性膳食纤维，它可有效减低胆固醇，促进心脏健康，快速清除并预防体内堆积的有害代谢物。

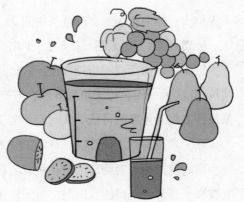

鲜果汁尽量在 5 分钟内喝完，不然果汁会被氧化，损失部分营养成分。

4. 苹果柠檬汁

材料比例：苹果、柠檬比例：10 ： 1。

好孕说明：柠檬有健脾消食之效，有益于孕妈妈安胎助孕，故柠檬有"宜母子"之称。苹果甜酸爽口，可增进食欲，促进消化，可以缓解孕吐，补充碱性物质及钾和维生素，同时可以有效防止孕期水肿。苹果富含纤维素、有机酸，易促进肠胃蠕动，防治便秘。

5. 火龙果雪梨汁

材料比例：火龙果、雪梨比例：1 ： 12。

好孕说明：火龙果对咳嗽、气喘有独特疗效，可促进肠蠕动、消肠、通便三功效，有丰富的维生素 C 和膳食纤维；雪梨除烦解渴、清肺润燥，它的营养价值与苹果差不多。据分析，其果肉里的含糖量达到9.3%，含酸量只有0.16%。

6. 柚子香橙蜜汁

材料比例：柚子、香橙、蜂蜜或冰糖水比例：1 ： 20 ： 1。

好孕说明：柚子中含有丰富的新陈皮，能止咳、消痰、抗病菌，还有除肠胃中恶气、治疗孕妈妈食欲减退、口味淡的功效；橙子中含有丰富的果胶、蛋白质、钙、磷、铁及维生素 B_1、维生素 C 等多种营养成分，尤其是维生素 C 的含量最高，橙子有生津止渴、消食开胃的功效，适合孕早期孕妈妈食用，柚子还含有能降糖的类胰岛素，能有效预防孕期高血糖。

❋ 孕期腹胀——弄清原因后区别对待

什么是孕期腹胀？所谓的孕期腹胀是指在怀孕时期，由于在胃肠道内所积存的气体过多，导致胃肠充气并产生腹部胀大的症状。孕期腹胀看上去并不是什么大病，但腹胀会增加孕妈妈的心理压力，所以是不可小觑的孕期烦恼。怎样才能缓解孕期腹胀呢？孕妈妈其实可以通过饮食来轻松告别胀气的不适。

孕期腹胀怎么吃

(1) 青椒肚片:青椒 400 克,熟猪肚 150 克,蒜片、料酒、精盐、醋、湿淀粉、汤、植物油各适量。

猪肚、青椒均切成片;猪肚片下入加有醋的沸水锅中焯透捞出;锅内放油烧热,下入蒜片炝香,下入青椒煸炒,再放入肚片、料酒、精盐、汤,炒匀至熟,用湿淀粉勾芡,出锅装盘即成。

猪肚含蛋白质多、脂肪少,还含有维生素（B_1、B_2)、叶酸等,能益胃健脾,补虚。青椒含有大量维生素,尤以维生素 C 的含量最为丰富,且能刺激唾液分泌,增加胃肠蠕动,帮助消化,可防治腹胀。两者在此组合同烹成菜,可为孕妇提供丰富的营养素,同时对孕妇腹胀现象有防治作用。

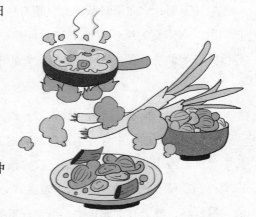

(2) 橘皮萝卜丝:青葱（连葱白）5 根,新鲜橘皮 50 克,白萝卜 500 克,香菇 50 克,植物油、味精、食盐、麻油各适量。

先将新鲜橘皮、香菇分别拣杂,橘皮洗净后切成丝;香菇用沸水冲泡,浸渍片刻,洗净,切成丝条状,备用;将白萝卜洗净,刨去薄层外皮,剖片,切成丝,放入大碗中,加精盐适量,抓揉浸渍片刻,挤去浸渍水,匀放在盘碗内,备用;青葱洗净,切成葱花,撒布在萝卜丝上,待用;炒锅置火上,加植物油烧至八成热,取 1 小勺浇在青葱上;锅留底油,烧热后,下入香菇丝、橘皮丝,熘炒均匀后,倒在盘碗内,加味精、麻油,拌和均匀,即成。

中医学认为,橘皮有理气燥温的功效,与专消食化积、降气宽胀的萝卜配伍,凡食积气滞见嗳腐吞酸,甚至腹胀疼痛者最适宜,坚持服食,可发挥辅助治疗作用。

(3) 卤鲜口蘑:新鲜口蘑 300 克,鸡汤 50 克,橄榄油、酱油、白糖、料酒、精盐、味精、葱、姜、水淀粉各适量。

先将口蘑清洗干净,再切成片;将葱洗净切段,姜洗净切块并拍裂;在锅里放油,烧热后放葱末、姜块爆香,再放入酱油、料酒,加入鸡汤、精盐、味精、白糖;烧开后放入口蘑以小火烧 5 分钟左右,改用旺火收汁,并放入些许水淀粉,汁挂匀后盛出即可。

本品不仅富含蛋白质、脂肪及多种维生素、微量元素，还有利于消化食物，帮助孕妇消除腹胀不适。

(4) 糯米甜藕：干荷叶1张，糯米150克，藕3节，白糖150克，青梅适量。

先将藕洗净并切断一端，2~3厘米长；再将糯米洗净后装进每一个藕眼里，筷子捅实后用竹签把藕节连上；锅里放水烧开，把藕放在里面煮并盖上荷叶，大约煮40分钟后取出稍晾；在炒锅里放入清水并放入白糖熬成糖汁，青梅切成小粒；将藕皮刮去，藕切成片后放入盘中浇上蜜汁，撒上青梅即成。

此品吃起来甜润清香，黏而不腻，具有补中益气的功效，帮助孕妇消除腹胀不适，适合消化不良、食欲不佳的孕妇食用。

(5) 芝麻肉蛋卷：猪里脊肉150克，鸡蛋3个，白芝麻20克，精盐、酱油、味精、葱、姜、面粉糊、水淀粉、熟猪油、料酒各适量。

先把葱、姜洗净并切成碎末，再将里脊肉剁成肉泥放在碗里，加入葱末、姜末、味精、精盐、料酒、酱油、鸡蛋1个，搅匀成里脊肉馅；再把其余的2个鸡蛋打散在小碗里，加上水淀粉、精盐，放进锅里摊成3张蛋皮；把蛋皮放在案上铺开，把里脊肉馅放在上面，卷成条形蛋皮肉卷后封口，外面抹上面粉糊并蘸上芝麻；锅里放入猪油烧至六成热，投入蛋皮肉卷炸至金黄色捞出，切成段块即可食用。

本品营养丰富，可以帮助孕妇健脾助消化，消除积滞和腹胀。

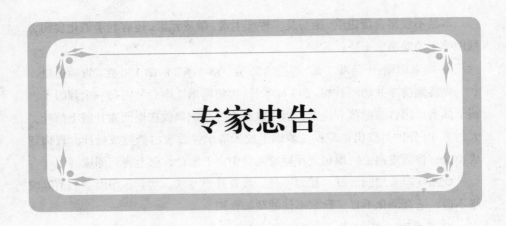

专家忠告

※ 远离辐射，职场孕妈妈跟着学几招

职场孕妈妈要工作，又担心辐射，怎么办？从日常生活来看，孕妈妈要尽量远离强辐射，远离计算机、电视、移动电话、电磁炉、微波炉等各种电器，避免这些强辐射给胎儿带来致畸的可能。但职场孕妈妈，每天上班工作时对着计算机是不可避免的，除了穿防辐射服外，还有什么方法可以降低辐射对胎儿的危害呢？下面就教你几招，让你工作照旧，还远离辐射。

第一招：吸附法。在电脑旁放上几盆仙人掌，它可以有效吸收辐射。

第二招：茶饮法。生活忙碌，节奏加快，整天马不停蹄地忙碌的人，抵御电脑辐射最简单的办法就是每天上午喝 2~3 杯的绿茶，吃 1 个橘子。不但能消除电脑辐射的危害，还能保护和提高视力。如果不习惯喝绿茶，菊花茶同样也能起着抵抗电脑辐射和调节身体功能的作用。

第三招：上网前先做好护肤隔离。如使用珍珠膜，独特的"南珠翠膜"在肌肤上形成一层 0.001 毫米珍珠膜，可以有效防止环境污染的侵害和辐射；其次电脑使用后，脸上会吸附不少电磁辐射的颗粒，要及时用清水洗脸，这样将使所受辐射减轻 70% 以上！

第四招：操作电脑时最好在显示屏上安一块电脑专用滤色板以减轻辐射的危害，室内不要放置闲杂金属物品，以免形成电磁波的再次发射。使用电脑时，要调整好屏幕的亮度，一般来说，屏幕亮度越大，电磁辐射越强，反之越小。

第五招：应尽可能购买新款的电脑，旧电脑的辐射较大，在同距离、同类机型条件下，旧电脑的辐射是新电脑的 1~2 倍。

第六招：摆放位置很重要。尽量别让屏幕的背面朝着有人的地方，因为电脑辐射最强的是背面，其次为左右两侧，屏幕的正面辐射最弱。眼睛与屏幕间的距离以能看清楚字为准，但至少也要保持 50~75 厘米，这样可以减少电磁辐射的伤害。

第七招：注意室内通风。科学研究证实，电脑的荧屏能产生一种叫溴化二苯并呋喃的致癌物质。所以，放置电脑的房间最好能安装换气扇，倘若没有，上网时尤其要注意通风。

第八招：多吃富含维生素的食物。注意酌情多吃一些胡萝卜、豆芽、西红柿、瘦肉、动物肝等富含维生素 A、维生素 C 和蛋白质的食物等。或者服用含有纳米硒的硒旺胶囊，也可以有效抗辐射。

第九招：沐浴后用橄榄油涂抹肌肤和眼角。橄榄油中富含维生素 E，具有一定的抗辐射功效，如果觉得液态橄榄油使用起来比较麻烦，也可以用富含橄榄油的沐浴用品。例如天然的橄榄皂等，也能起到不错的抗辐射效果。不过橄榄油含量不同，预防辐射的作用也会有差异。

✳ 健康洗澡，宜与忌，孕妈妈"心中有数"

孕期是一个特别的时期，尽管不能将自己的生活习惯完全"洗牌"，但或者原来做的现在不可以做，或者原来做的，现在做有诸多宜与忌。洗澡就是这样。孕期浑身不舒服，想洗澡，此时可以通过洗澡来使身体保持干净清爽，舒缓压力。那么，孕期洗澡跟以往有什么区别，有哪些宜与忌呢？

1. 洗澡频率——2 天 1 次为宜

孕期由于激素变化导致身体汗腺和皮脂腺分泌比较旺盛，孕妈妈要经常洗澡保持身体的干净卫生，避免体垢的积聚滋生细菌导致生病。

孕妈妈洗澡频率不宜过高，一般 2 天 1 次为宜。过高的洗澡频率容易导致皮肤水分流失，使皮肤缺乏脂质的保护更容易受到细菌病毒的侵扰，频繁待在浴室内，空气不流通及较重的湿度也不利于孕妇的呼吸道健康和脑部供血，对胎儿的健康也有不利之处。

2. 水温——27~37℃为宜

孕妈妈在洗澡时要注意水温的适宜，孕妈妈的体温比一般人要高 1.5℃，

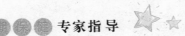

如果洗澡水温过高，孕妈妈的体温也会随之升高，导致羊水的温度和压力平衡被破坏，使胎儿脑细胞损伤，对胎儿的脑部健康发育有不利的影响。如果洗澡水温过低，可能会导致孕妈妈着凉感冒，对母胎健康来说也是不利的。所以，孕妈妈在洗澡时，水温最好保持在27~37℃，不要因为一时的舒适而导致自身和胎儿的健康受到影响。

3. 时间——15~20分钟为宜

虽然说孕妈妈要常洗澡保持自身的清洁卫生，但是孕妈妈洗澡的时间不宜过长，一般1次为15~20分钟。如果洗澡时间过长，会导致浴室内氧气不足，室温升高，此时孕妈妈易出现头晕、胸闷、乏力等供血、供氧不足所引起的症状，从而导致胎儿缺氧、心率加快等不良后果。因此，建议孕妈妈洗澡时间不宜过长，干净卫生即可。

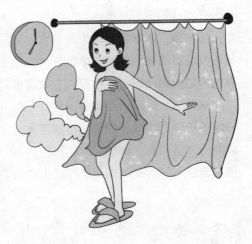

4. 沐浴露——避免刺激气味

怀孕期间沐浴露的选择适当与否也很重要。孕妈妈在洗澡时最好不要使用一些具有药疗效果、过度清凉或者带有刺激性气味的沐浴露，可以选择购买一些孕妇专用的沐浴露、婴儿沐浴露等性质较为温和的沐浴用品，不要轻易使用新产品，以免造成皮肤过敏甚至给胎儿的健康带来不利影响。

5. 不要坐浴——淋浴为宜

怀孕期间孕妈妈在洗澡时最好不要坐浴，尽可能地淋浴，坐浴时洗澡污水因得不到及时的排流会对孕妇阴道健康产生不利影响，引起阴道炎、宫颈炎等妇科病症，对孕妇及胎儿健康都不利。另外，孕妈妈们也不要去公共澡堂洗澡，以免受到外力伤害或者病菌传染。

孕妈妈在洗澡时一定要注意防滑，防止摔伤。在防滑措施上，可以在浴室里铺上防滑地毯、穿防滑拖鞋、在浴室内装一些防滑栏杆等。

❊ 职场孕妈妈上班交通工具全攻略

有些孕妈妈觉得怀孕期间不做事会很闷，于是，不少孕妈妈在分娩前依然坚持上班。但是，由于某些身体上的变化，如肚子变大、腿脚水肿等，就不能像怀孕前那样挤公车了，除非公车上没什么人。那么，职场孕妈妈应该选择什么样的交通工具上班呢？在搭乘过程中又要注意什么呢？下面，小编跟您一起来看看。

如果要上班，孕早期和孕晚期的准妈妈们，条件允许的话，尽量避开上、下班高峰时间，选择行驶平稳、舒适的交通工具。今天，小编给您分析一下我们平时上班用的几种交通工具，以供各位孕妈妈参考。

步行上班是首选

(1) 步行：若孕妈妈住得离单位不远，毫无疑问，步行上班是首选。这不仅能让孕妈妈呼吸到新鲜的空气，而且还能预防静脉曲张和痔的发生，并且有利于顺利分娩。当然，每次步行上班的时间不宜过长，一般每次不超过30分钟为宜，行走时速度也不能过快，以免绊倒或摔跤。

提醒：孕妈妈上班时穿的鞋子，一定要轻便合脚，选择软帮的低跟鞋，以减少足部压力，最好别穿高跟鞋。

(2) 自驾车：在我国比较发达的地区，"私家车"已不是梦了，先生开车送孕妈妈上班，就再好不过了，省力、省时间，尤其是在怀孕的前3个月，可以避免剧烈的动作，让孕妈妈放心。但是，也有不少孕妈妈是自己开车上班的。此时，有些细节就要注意了。

提醒：自己开车的孕妈妈最好不要采用前倾姿势，这样子宫易受压迫，产生腹部压力，易导致流产或早产。另外，孕期还在上班的孕妈妈的神经比平时更敏感，容易疲劳，而驾车时精神需要十分专注，疲劳感就会加强，所以，选择自驾车的孕妈妈要量力而行。同时，系安全带时要避开肚子隆起的部分，要调节座椅位置，让肚子和方向盘之间有一定空间。背后最好准备一个靠垫，以免腰酸背痛。

(3) 出租车 / 顺风车：如果同事或朋友是有车一族，正好大家每天上班又顺路，那么就商量一下搭乘他们的顺风车吧，孕妈妈自己赞助一部分油钱，互惠互利，双方都乐意。

提醒：无论是乘坐出租车还是顺风车，孕妈妈都最好坐后排，以防车辆紧急刹车或转弯时对肚子的冲击和压迫。

(4) 不建议坐飞机：在孕早期和怀孕 8 个月以后，是不建议坐飞机的。后者是多数航空公司有明确规定的，禁止怀孕满 32 周以上的孕妇乘坐飞机 (提醒有飞行计划的准妈妈一定要事先了解一下准备搭乘的航班相关的情况才好)。如果实在要坐飞机，就要注意下面几个问题。

1 不可久坐

长时间坐姿使你的双足及踝关节肿胀、腿抽筋。站起来在过道里溜达溜达，做一些简单的伸展运动，可以使你的血液循环保持畅通。你可以坐或站着，首先伸展你的腿和足后跟，然后轻轻地勾脚、抻抻小腿肌肉。在你坐着的时候，可以转转足踝，扭扭足趾。

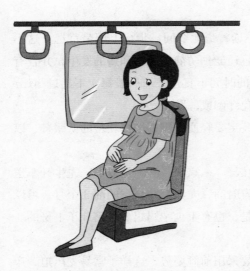

2 准备护腿长袜

怀孕期间乘飞机有可能会增加患血栓和静脉曲张的风险。乘飞机时穿着专门的护腿长袜 (不是紧身裤袜，那会增加阴道炎的风险) 有助于保持你的血液循环畅通、舒缓静脉肿胀。为了获得最大限度的保护，你要在早上起床之前就穿上这种长袜，并且穿一整天。

3 放松足部

如果你的座位旁边还有空位，可以把你的足放上去。脱掉鞋子能让你感觉好些，当然舱压会使你的足胀，再穿鞋子的时候就感觉紧了。如果你腹部很大不容易弯腰，穿拖鞋式的鞋会方便得多，只是走起路来不太跟脚，要多加小心。

总的来说，不管选择什么样的方式上班，保护好自己和胎儿是前提。

✳ 秋季出行，孕妈妈购物"三大注意"

购物是不少女性的最大爱好，孕期也不例外，一则可以看看外面的世界散散心；二则可以选一些自己喜欢的东西，满足自己做"漂亮妈妈"的心理。那么，孕妈妈出行，有什么要注意的问题呢？

1. 购物时间——不宜超过 2 小时

孕妈妈们适当的外出是有益的，这里不但不反对，还提倡。但毕竟有孕在身，必须要注意安全，逛街过程中难免会过于兴奋，不容易感觉到疲惫，有什么磕着碰着不说，就是对胎儿来说，也是一种健康的挑战。据研究，照顾好胎儿的健康，2 小时就已经是购物的极限时间了。因此，孕妈妈们要严格控制购物的时间，尤其是在一些密闭的商场或娱乐场所不要久留，及时补充身体所需的氧气。

2. 安全为重——对拥挤的场合说"不"

孕妈妈们外出，首要考虑的还是自身及胎儿的安全。如果在公交车上，尽管有人"火眼金睛"能发现，然后主动让座，但拥挤的卖场则没有选对，环境往往变得难以忍受，因此，外出时要尽可能避开人流高峰，减少在一些拥挤场所的逗留时间。在逛街途中可选择一些街心花园或人少环境清幽处休息一会儿。

3. 习惯养成——出门戴口罩，回家洗手、洗脸

一般而言，相比那些优雅的小山村，大城市空气比较糟糕，尽管是柏油马路，但汽车排放的各种尾气弥漫消散，所以，建议孕妈妈出门戴口罩，不仅防尘，还能防止直接吸入过冷的空气。回到家里之后，则要尽快洗脸、洗手，将全身的灰尘清洗干净，降低病毒感染的概率。

❋ 高龄孕妈妈，孩子还是早点要的好

想生宝宝，孩子还是早点要的好。这是很多孕妈妈的经验之谈。为什么这样呢？高龄孕产有高风险。

所谓"高龄产妇"是指超过 35 岁才第一次怀孕的孕妈妈。专家提醒，怀孕不要错过最佳生育年龄。人的最佳生育年龄是 25 岁左右。最佳受孕年龄为：女性 25~29 岁、男性 26~30 岁，最好别超过 28 岁。此年龄段的男性和女性，身体都已完全发育成熟，激素分泌旺盛，生育能力处于最佳状态。此年龄段女性的卵子质量最高，产道弹性、子宫收缩力最好，因此，大大降低了流产、早产、死胎及畸形儿的发生。

随着年龄增长，人的生育能力不断下降，此外，过晚怀孕，精子和卵子的质量下降，胚胎畸形的概率增高。

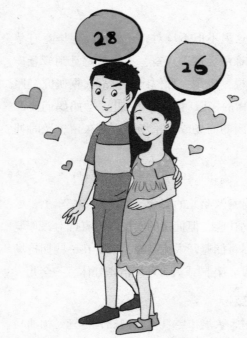

从现实来看，推迟怀孕的女性最担心的是流产，因为年龄大了，孕妈妈的宫颈一般比较坚韧，开宫口慢，自然生产困难。据统计，30多岁的孕妈妈约有15%的人会遭遇流产；对于40岁的孕妈妈来说，就有25%的人会遇到这种情况；而45岁以后，有一半的孕妈妈存在流产危险。此外，高龄群的女性患并发症的概率比年轻群的女性更高。所以，如果你决定晚育，就要清楚风险，多加小心减少风险，保证健康宝宝的出生。

除此之外，年龄对分娩的过程也会有所影响。根据调查发现，20~30岁的女性约有80%都是自然分娩的，因为年轻女性子宫和臀部的肌肉弹性比较好，可以让分娩推进的过程更加顺利。

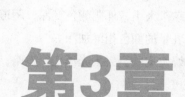

第3章

孕3月
人模人样的关键期

❋ 胎儿变化：内脏器官的发育已经基本完成

身长：胎儿身长约 8 厘米。

体重：体重约 25 克。

脏器：内脏器官的发育已经基本完成，外生殖器已经发育。通过脐带来吸收养分，肾脏形成，将尿液排于羊水中。

脸部：脸部轮廓日渐分明，眼皮、眼眉、耳朵等相继生成，外生殖器已经发育。

性别：能够区分男女。

其他：可以在羊水中游动了，但还不太灵活。

❋ 孕妈妈变化：子宫如拳头大，妊娠反应强烈

子宫：子宫如拳头大小，外阴颜色变深，阴道的分泌物增多且较黏稠。

乳房：乳头、乳晕的颜色相继加深。

反应：有些孕妈妈皮肤会失去光泽变得发暗；眼睛周围、面颊处会出现褐色的斑点，即妊娠斑。

其他：准妈妈的感情起伏及妊娠反应越发强烈，大多表现出不安、焦虑等情绪，有时甚至会出现比较过激的行为。

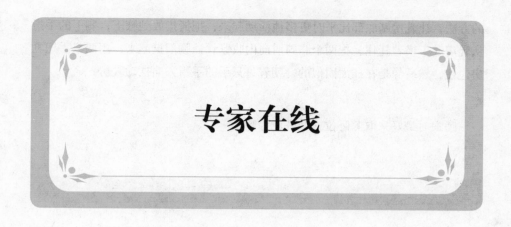

专家在线

✳ 乳房呵护，按摩保护好宝宝"粮仓"

孕期保健，不仅是小心被摔着，孕妈妈本身也需要"搭理"。随着身体的变化，乳房渐渐胀大、丰硕，那么，该如何正确地呵护乳房，保护好宝宝的"粮仓"呢？让我们一起来看看吧！

呵护对策：就准妈妈而言，从受精卵形成那一刻起，就需要为日后分泌乳汁进行积极的准备。所以，从孕期就开始呵护乳房，是分娩后能够顺利为宝宝进行哺乳的第一步。怎么呵护呢？

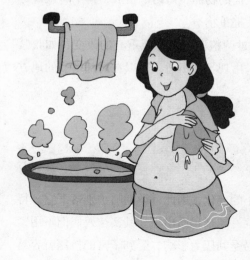

1. 清洗

可经常用温和皂水擦洗乳晕和乳头皮肤，并将皮肤皱褶处擦洗干净。

2. 按摩

洗浴后正确按摩乳房。乳头按摩：用一只手从乳房下面撑住，用另一只手轻轻地挤压乳晕部分，让其变得柔软；用拇指、示指和中指三根手指垂直胸部夹起乳头，轻轻向外拉；用三根手指垂直夹起乳头，一边压迫着尽量让手指收紧，一边变化位置，可以转 360°。乳房接摩：把乳房往中间推，尽量让两个乳头靠近。通过这样的方法，让乳房基底部比平时更多地活动起来；把拇指放到腋下，剩下的手指从乳房底下横着托住，把两个胳膊肘向内收紧，让胸部挺起来；用两只手把乳房包住，然后像是在揉面团似的，朝着每只手的手指方向揉动乳房。

3. 睡姿

睡眠时最好采取侧卧位或仰卧位等睡姿。

❋ 腰痛呵护，坐立行走姿势很重要

随着孕期的进展，身体变化带来身体重心的偏移，使很多孕妈妈会有腰痛的感觉。统计显示，在怀孕的某些时期，有50%~75%的孕妈妈都有腰痛的经历，有的甚至从孕中期腰部就开始酸痛，所以，腰部呵护变得异常重要。

呵护对策：腰痛不仅是孕期独有，如果孕期没有多加呵护你的腰部，极易发生产后腰痛。因此要预防产后腰痛应从孕期做起。为减少或减轻腰背痛的发生，准妈妈在坐、立、行走时保持正确的姿势很重要。

(1) 坐姿：坐下时，可以先坐在椅子的前缘，再逐渐将身体向椅背移动，保持后背笔直。

(2) 行姿：行走时尽量避免穿高跟鞋，尽量避免弯腰、驼背或过分挺胸，直背抬头，稳步行走。如果需要捡拾地面的物品，可蹲下拾取，蹲下时也最好要保持上身平直。再者，不要长时间手提重物。

(3) 站姿：当站立的时候，可以通过调整姿势来替换重心的改变，如收紧双肩和腹部，将骨盆轻微前移等。如果出现腰部不适，可以在局部疼痛的地方热敷或按摩。

❋ 肚脐呵护，不同部位清洁各不同

小小的肚脐，在怀孕期间也有不小的变化，因此，孕期呵护别落下它。特别是在孕中期之后，原本凹陷的肚脐竟然越来越凸出了。其实孕妈妈们不用紧张，这是由于此部位的筋膜较薄又容易受到压力影响，受到子宫的挤压就容易凸出。当然，也并非所有的孕妈妈的肚脐都会凸出来，这个还跟皮肤的紧实度有关系，一般皮肤较紧实者，张力足够就不易被挤出。

呵护对策：清洗肚脐，孕妈妈们可在每次洗澡前，用棉花棒蘸点乳液来清洗污垢，等其软化后再洗净。当然，由于肚脐本身是凹陷进去的，清洗不容易，如果无法一次清除干净，不要过于勉强，以免因为用力过度而伤害肚脐周围的皮肤，造成皮肤破损出血，容易引起感染，对孕妈妈及胎儿反而伤害更大。

✳ "私密处"呵护，日常起居从细节做起

私密处是女人身体最脆弱也是最需要呵护的重要部位，还是胎儿居住的门户。怀孕后，由于激素影响，阴道充血、腺体分泌旺盛、外阴湿润等，孕妈妈除了清洗全身以外，最重要的就是外阴部位的清洗了。

呵护对策：外阴部如何清洗，女性在不同时期有不同的危险因素，清洁的要点也会不同。我们要记住洁阴的原则，维护女性生殖道的天然防线，不破坏阴道内的生态平衡，不让外界的病原体进入阴道，就能在每个特殊时期保护私密处健康。那么在怀孕期间的准妈妈们应当如何呵护自己的私密处呢？

(1) 专用毛巾：你应该有自己的专用毛巾，在淋浴时用流动的水清洗私密处。

(2) 清洗用品：卫生用品的选择要注意，少用含香料、颜料或含有除臭成分的护垫、卫生纸。此外，不可用肥皂或是沐浴乳清洗私密处，因为普通沐浴液和香皂大都呈碱性，pH 在 7 以上，容易破坏阴道弱酸环境，导致妇科疾病。不要滥用抗生素和化学药物冲洗阴道，以防菌群失调引起炎症，例如真菌性阴道炎。

(3) 内衣裤的清洗要与其他衣服分开，并且用温和的洗衣剂清洗。一些去垢剂或是柔软精可能会引起过敏反应，最好不要用。

✳ 腿部呵护，把日常工作"做到家"

怀孕后常会伴随腿部不适，主要表现为腿足的肿胀及出现腿部痉挛的现象。原因是由于血容量的增加、血管通透性改变及下肢静脉压增高等。

在怀孕的过程中，由于孕期激素水平的变化和血液循环系统对怀孕的适应，孕妈妈的体液增加。另外怀孕 10 周开始，由于子宫变大，压迫到静脉，以致静脉血回流变慢，积压在血管中的静脉血滞留在身体末梢，就会造成孕

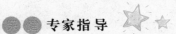

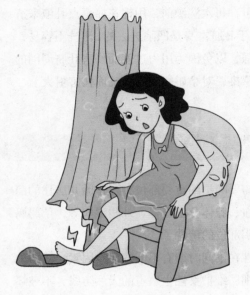

期水肿。

　　孕妈妈在孕期体重逐渐增加，双腿负担加重，腿部的肌肉经常处于疲劳状态。另外，怀孕后，对钙的需要量明显增加，所以很多准妈妈会因为缺钙发生痉挛现象。夜间血钙水平比日间要低，故小腿痉挛常在夜间发作。

　　呵护对策如下。

　　(1) 运动：孕期内经常运动，如做动作轻柔的体操或散步，有利于血液循环。

　　(2) 睡眠：睡眠时取侧卧位，以左侧卧位为最佳，因仰卧位会加重下腔静脉的压迫，从而加重水肿。

　　(3) 姿势：坐着工作时，可在足下垫个矮凳；躺着时，尽量靠左侧平卧。平常坐着时，不要跷二郎腿，要常伸展腿部，以伸展小腿肌肉。

　　(4) 穿戴：常穿紧身袜，以减轻下肢静脉曲张的程度。

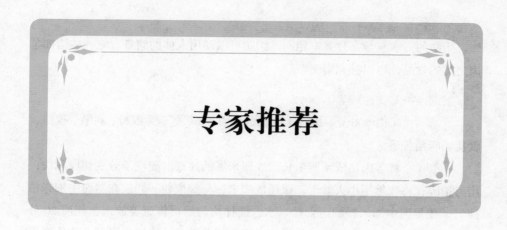

专家推荐

✳ 缺啥补啥：孕 3 月补充营养孕妈妈吃点啥

怀孕 3 个月营养需求，需要补充点啥？到底这个阶段吃点什么好？归结起来，主要是以下几个方面。

1. 蛋白质

怀孕第 3 个月要尽量保证孕妈妈的蛋白质摄入量，孕妈妈这时可根据自己的口味、习惯，多方面摄入，植物蛋白和动物蛋白都可以。

想吃厚味的食物，就选择猪肉、牛肉、鸡肉等做成红烧肉、罐焖牛肉、辣子鸡等来吃。

想吃清淡的就选择鱼、虾或各种肉馅做成清蒸鱼、清炒虾仁、蒸肉饼来吃。如果什么肉都吃不下去，还可以选择豆制品及口蘑、鸡腿磨等菌类来补充蛋白质。

食谱推荐：鱼粒虾仁

[原料] 净鱼肉 100 克，虾仁 100 克，荸荠 100 克，玉米粒 50 克，鸡汤 30 毫升，淀粉、食盐、鸡精各适量。

[制作] 将净鱼肉切成丁 (即鱼粒)，虾仁洗净，均加少许淀粉拌匀；荸荠洗净，去皮，切丁；锅中热油，放入鱼丁和虾仁炒散，再放入鸡汤和荸荠，加食盐和鸡精调味，炒至荸荠呈半透明时放入玉米粒翻炒均匀即可。

[功效] 鱼和虾都是优质蛋白质的来源，既清淡又美味，非常适合孕妈妈的营养和口味需求。

2. 脂肪

脂肪的需求与孕 2 月基本相同，脂肪可以动用人体的储备，吃一些诸如羊肉之类的食品，可以补充脂肪。

食谱推荐：山药炖羊肉

［原料］羊肉 500 克，山药 150 克，香菜、姜、葱、辣椒粉、料酒、孜然、食盐、味精各适量。

［制作］将羊肉切成 4 厘米长、2.5 厘米宽的片；葱、姜洗净分别切段和块，用刀拍碎；将孜然用小火炒干，碾压成细末，与辣椒粉一同放在器皿中加味精拌匀；往羊肉中加入料酒、食盐、水，搅拌均匀后再将葱姜放入，腌渍 20 分钟去掉葱姜；炒锅上火，放油烧至六成熟，把羊肉片放入锅内滑开，待原料出水较多，油温下降时取出，油温重新升高时再把羊肉片复炸一次取出，加入山药炖煮，然后放入香菜、孜然等调料即可。

［功效］本品富含蛋白质、脂肪与营养物质是孕期进补的好选择。

3. 维生素

孕期补充维生素可有效预防流产，促进胎儿发育。

食谱推荐：八宝菜

［原料］香菇 20 克，白菜、西蓝花、菜花、竹笋各 50 克，虾仁、瘦肉、火腿各 30 克，植物油、食盐、水淀粉、米酒、糖各适量。

［制作］将瘦肉、火腿、白菜、竹笋切片，香菇泡软，菜花、西蓝花掰成小块，虾仁由背剖切洗净备用；锅内倒水烧开后，加入白菜烫 1 分钟，西蓝花、菜花烫 2 分钟捞起；另起锅倒入油烧热，先把虾仁肉片分别炒熟捞起放入食盐、米酒、糖及香菇、火腿、白菜、西蓝花、菜花和笋片，炒约 2 分钟，加入虾仁，再用水淀粉勾芡即可起锅。

［功效］本品维生素含量丰富，是孕期妈妈补充维生素的佳品。

✳ 饮食推荐：孕3月饮食保健怎么吃

怀孕后比平时更需要丰富的营养，以满足母体和胎儿的需要。众所周知，这期间要多吃一些水果、蔬菜、豆制品和其他富含营养的物质，才能满足胎儿生长发育的需要。菜谱又该有哪些调整呢？下面我们一起来看一下。

1. 咖喱牛肉土豆丝

[营养分析] 此菜品富含铁、维生素 B_2、烟酸等，适合孕妇食用。

[制作方法]

❶ 将牛肉自横断面切成丝，将淀粉、酱油、料酒调汁浸泡牛肉丝；土豆洗净去皮，切成丝。

❷ 将油热好，先干炒葱、姜，再将牛肉丝下锅干炒后，将土豆丝放入，再加入酱油、食盐及咖喱粉，用旺火炒几下即成。

2. 软烧仔鸡

[营养分析] 该菜的特点是色泽红亮，质地嫩香，令孕妇食欲大增，同时鸡肉蛋白质的含量比例较高，种类多，而且消化率高，很容易被人体吸收利用，有增强体力、强壮身体的作用。另外，鸡肉含有对人体发育有重要作用的磷脂类，是中国人膳食结构中脂肪和磷脂的重要来源之一，特别适合孕妇食用。

[制作方法]

❶ 仔公鸡 2 只由腋下开膛，从下腿关节处剁去足爪，斩下头脖，翅扭向背别上，猪肉（肥 3 瘦 7）150 克切成丝，生菜叶消毒洗净，葱、姜成片。

❷ 水烧沸，用钩钩住鸡的脖根骨，在开水内涮几下，取出擦去水分，趁热用料酒加少许食盐在鸡身上抹遍，挂于通风之处，晒干皮面。

❸ 在晾鸡的同时，烧热锅，放入花生油 50 克，油热时下入肉丝、姜、葱干炒，待肉丝断生时，加酱油、料酒、食盐、桂皮、八角、花椒、白糖、味精、汤（以能灌 2 只鸡腹的一半为度），沸后倒入容器内晾凉。

❹ 用一节高粱秆堵住鸡的肛门，由腋下开膛处灌入炒好的肉丝和汤汁，挂于烤炉内烤熟，刷上香油。

❺ 烧菜时，在鸡的两大腿间部顺划一刀，将汁和肉丝流入碗内，剔下腿（连骨）、脯（去骨），剁成块，摆入盘内（脯在上）。围上生菜叶，浇上汁（肉丝不用）即可。

✳ 充分补碘：孕妈妈缺碘影响胎儿大脑发育

很多孕妈妈怀孕 3 个月左右，饮食餐单上就会少不了紫菜、海蜇这些含碘丰富的海产品，因为这些食物可以帮助孕妈妈补碘。

很多孕妈妈会疑惑：为什么怀孕的时候也要补充碘呢？因为胎儿大脑及全

身的生长发育，需要一种叫作甲状腺素的物质。

在胚胎时期如果缺乏甲状腺素，就会严重影响胎儿大脑发育，出生以后很可能会成为一个呆傻、聋哑、身材矮小的呆小病患者。而胎儿脑神经的发育与碘关系密切，孕妈妈缺碘是会影响胎儿智力发育的。

孕妈妈要适时补碘，一定要多吃些海藻食品。海藻食品含最多的矿物质是钙、铁、钠、镁、磷、碘等。因而，常吃海藻食品还可使干性皮肤光泽，油性皮肤改善油脂分泌。海藻中维生素丰富，可维护上皮组织健康生长，减少色素斑点。海藻类的食物包括发菜、紫菜、海带、海白菜、裙带菜等。

好孕建议

孕妈妈应该多吃含碘食物、碘盐、碘化豆油、鱼、虾、海带等，特别是

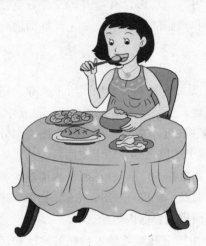

患地方性甲状腺肿的孕妈妈更要注意碘的摄取。怀孕后期应在医师指导下，每日加服碘化钾 20~30 毫克，以保证甲状腺素的合成，这样既有利于孕妈妈健康，又可预防胎儿生病。

在沿海及低洼等不缺碘的地区，水中的碘可满足常人的需要，但对孕妈妈来讲还不够，这与孕妈妈偏食有关。海带、海鱼、紫菜、贝类等海产品中含碘量较高，孕妈妈如果每 2~3 天吃 1 次海鱼，便可满足机体对碘的需求量。所以，孕妈妈不妨多吃些海产品。

☀ 五彩麦片粥：控制体重，吃对是上上之选

孕期吃得要有营养，但还想减肥，如何吃才能两全其美呢？首先建议你赶快把早餐的烧饼、油条换成麦片粥吧！为什么？因为麦片不仅可以让你保持一上午都精力充沛，而且还能降低体内胆固醇的水平。食用时可按照自己的口味和喜好在煮好的麦片粥里加一些果仁、葡萄干或是蜂蜜。

推荐美食：五彩麦片粥

[原料] 木瓜 50 克，草莓 50 克，香蕉 50 克，即溶麦片 10 克，配方奶 150 毫升。

[做法] 将所有水果洗净去皮、去蒂后切成细丁；将即溶麦片加入配方奶搅拌待软后，再放上水果丁即可。

[功效] 此粥含蛋白质、脂肪、糖类、钙、铁、锌和维生素 A、维生素 B_1、维生素 B_2、维生素 C 等多种营养素，不仅有利于补充营养，满足胎儿成长发育，还能起到消脂减肥的功效。

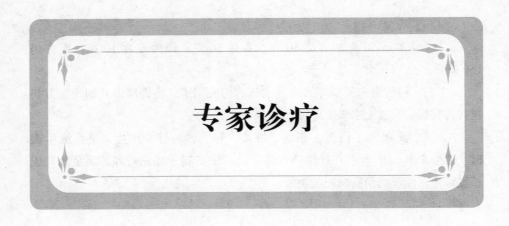

专家诊疗

✳ 阴道出血——找对原因吃对食物

据医学研究表明，产生阴道出血的原因有很多，那么有什么方法可以防止阴道出血呢？阴道出血的饮食调理方法有哪些呢？下面为你辨证指导。

1. 湿热下注

[症状表现] 症见房事出血，阴部灼痛，烦热胸闷，面红目赤，口苦咽干，大便干结，小便黄赤，舌苔黄腻。治宜清利下焦湿热，凉血止血，治疗方可用"茅根赤豆粥"。

[治疗食方] 鲜茅根 200 克 (干茅根 50 克)、大米 200 克。先将茅根洗净，加水适量，煎煮半小时，捞去药渣，再加淘净的大米，继续煮成粥。分顿 1 日内食用。清热解毒、调治孕吐，还能利水消肿。适用于孕期阴道出血、小便不利等。

2. 肝肾阴虚

[症状表现] 症见性交出血，伴腰膝酸软，头晕耳鸣，手足心热，烦躁易怒，口干舌燥，舌红少苔。治宜补肾养肝，滋阴止血。治疗方用"熟地仙鹤蛋"。

[治疗食方] 熟地黄、枸杞子各 30 克，仙鹤草 20 克，鸡蛋 3 个。将上 3 味药水煎 50 分钟，然后打入鸡蛋煮熟即成。吃蛋喝汤，每晚 1 次。适用于孕期阴道出血。

3. 脾肾虚弱

[症状表现] 症见性交出血，乏力神疲，失眠多梦，腰背酸痛，面色发白，带下量多，舌苔薄白。治宜健脾补肾，补血止血，治疗方用"山药莲子粥"。

[治疗食方] 山药莲子粥。山药 50 克，莲子 30 克，三七末 6 克，大枣 20 枚，小米 100 克。将山药、莲子捣碎，与三七末、大枣、小米共放锅内，加水适量，慢火煮粥，代早餐食用。适用于孕期阴道出血。

❈ 双腿痉挛——自我按摩缓解疼痛

孕期经常会发生小腿痉挛的现象，那么小腿痉挛该如何处理呢？自我按摩是必由之路。

手法 1：穴位按摩

操作：痉挛时也可迅速掐压手上合谷穴（即手背虎口，第 1 掌骨与 2 掌骨中间凹陷处）和上唇沟的人中穴（即上唇沟正中近上方处）。掐压 20 ～ 30 秒之后，疼痛即会缓解，肌肉会松弛，其有效率可达 90%。如果再配合用热毛巾按揉，用手按摩，效果会更好。

手法 2：改卧为坐

操作：伸直痉挛的腿，用手紧握前足掌，向外侧旋转痉挛腿的踝关节。旋转时动作要连贯，一口气转完一次，中间不能停顿。旋转时，如是左腿，按逆时针方向；如是右腿，按顺时针方向。需注意的是，旋转时脚向外侧扳，紧跟着折向大腿方向，尤其要用力，足掌上翘到最大限度为宜。

手法 3：后窝按摩

操作：用拇指摸索膝盖后窝两边硬而突起的肌肉的主根，然后用强力对此处按压，兴奋的神经就会镇静下来，痉挛停止，剧痛消失。此外，将生姜捣烂，连渣带汁一起涂擦小腿肚，然后充分按摩，效果也十分理想。

手法 4：足底按摩

操作：位于双足底内侧，足踇趾往下延伸与足掌关节相接处上方，用手触摸有一颗粒的东西，定点按摩约 3 分钟，痉挛即可缓解。

❋ 早期流产——吃对食物让你"安胎"

流产是个烦心事，让孕期喜忧参半，那么，如何预防和调补，让胎儿来了就能"留住"呢？补养气血是孕期流产的防治措施。像黄芪、阿胶、红糖、大枣、糯米、粳米、老鸡、生姜、菠菜、乌梅等都有着不凡的收敛止血、补气补血的功效。另外，猪肉、动物肝脏、血豆腐也有补铁生血的作用。相比而言，孕期饮食调理是一个不错的选择。以下介绍几款预防流产的汤粥。

(1) 豆浆大米粥：豆浆 2 碗，大米 50 克，白糖适量。将大米淘洗净，以豆浆煮米做粥，熟后加糖调服。每日早晨空腹服食。具有调和脾胃，清热润燥作用。适用于人工流产后体虚的调养。

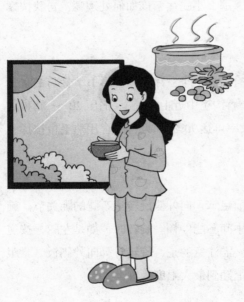

(2) 乳鸽枸杞汤：乳鸽 1 只，枸杞子 30 克，食盐少许。将乳鸽去毛及内脏杂物，洗净，放入锅内加水与枸杞子共炖，熟时加食盐少许。吃肉饮汤，每日 2 次。具有益气、补血、理虚作用。适用于人工流产后体虚及病后气虚，体倦乏力，表虚自汗等症。

(3) 糖饯大枣：干大枣 50 克，花生米 100 克，红糖 50 克。将干大枣洗净后用温水浸泡，花生米略煮，去皮备用。大枣与花生皮同入小铝锅内，加煮花生米的水，再加水适量，以文火煮 30 分钟，捞出花生米皮，加红糖，待红糖溶化收汁即成。具有养血、补虚作用。适用于流产后贫血等。

(4) 鸡蛋枣汤：鸡蛋 2 个，大枣 10 个，红糖适量。锅内放水煮沸后打入鸡蛋卧煮，水再沸下大枣及红糖，文火煮 20 分钟即可。具有补中益气，养血作用。适用于贫血及病后、产后气血不足的调养。

(5) 荔枝大枣汤：干荔枝、干大枣各 7 枚。共加水煎服，每日 1 剂。具有补血生津作用。适用于妇女贫血，流产后体虚的调养。

此外，调治孕期流产，不仅要知道"怎么吃"，还要知道哪些不该吃，防止流产的发生。归结起来，以下几类饮食要忌口。

忌口 1：未经高温消毒的蛋白质食品

这类食物包括羊乳干酪、白奶酪、牛奶、奶酪、羊乳酪、鲜奶酪，冷冻的或熏制的肉类、海产品，例如鳕鱼、金枪鱼、三文鱼、鲑鱼、鲭鱼。这些食品经常含有害的细菌，所以，建议孕期要当心食用。

忌口 2：方便面

孕期很多准妈妈没有食欲，不想吃东西，嘴里吃啥都没有味，就想吃香辣可口的方便面，但实际上这是错误的选择。方便面主要成分是糖类，汤料只含有少量味精、盐分等调味品，其中的营养成分含量非常少，而准妈妈的正常生命活动需要蛋白质、脂肪、糖类、矿物质、维生素和水。所以，因为缺乏营养素，就是正常状态的人都建议少吃或者不吃方便面，准妈妈们尤其不要吃这种食物或禁止吃。

忌口 3：山楂

众所周知，山楂酸甜可口，开胃助消化，因此，备受青睐，特别是在怀孕早期，很多女性更喜欢随身携带一些。但专家指出，山楂虽好但不宜多吃，其中所含的一些成分会刺激子宫肌肉发生兴奋，从而引起子宫收缩，容易导致流产。尤其是那些曾经发生过自然流产、习惯性流产以及有先兆流产征兆的女性，更要少吃山楂，以防引发不测。

✳ 孕期腹泻——多喝水、多吃小米粥

原本身体健健康康的，怎么到了孕期闹起肚子来，看上去没什么，但孕期腹泻会引起孕妈妈脱水、电解质紊乱，影响营养物质的吸收，影响胎儿的生长发育，严重时还会导致流产或早产。所以，孕妈妈一定要弄清原因，积极应对。

孕期腹泻是怎么产生的呢？由于孕妈妈体内激素水平的变化，胃排空时间延长，小肠蠕动减弱，极易受外界因素影响而腹泻。一般来说，造成孕期腹泻的原因有以下三个方面。

(1) 感染：细菌、病毒经消化道感染。

(2) 饮食：食用粗糙、变质食物和不良饮食习惯，或由海鲜等食物过敏所引发。

(3) 疾病：孕期合并其他慢性疾病的原因，如合并甲状腺疾病、结核、结肠炎等，也会造成孕期腹泻。

孕期腹泻要引起足够的重视，但不用过度紧张。首先去除病因，换流质易消化饮食，必要时禁食、补液。

好孕说明：每天至少食用一种富含叶酸的食物，包括深绿色蔬菜、牛肉、豆类。怀孕的女性每天需要 400 微克叶酸来防止诸如脊柱裂之类的新生儿先天缺陷。隔天食用至少一种富含维生素 A 的食品，其中包括胡萝卜、南瓜、菠菜、甘蓝、甜菜、杏仁和哈密瓜等。腹泻的孕妇每天吃或喝至少 4 份奶制品和高钙食品来帮助获取钙，另外，每天吃至少 3 份富含铁的食物来确保饮食中获取足够的铁。

好孕提醒：孕妇腹泻通常需要给孕妇适当补液，补足孕妇体内因腹泻丢失的水分和电解质，尤其是钾离子；补充因腹泻而失去的热量。饮食上则要多喝水，多吃小米饭，不要吃辛辣刺激的食物和生冷油腻的食物。每天进食至少一种富含维生素 C 食物，其中包括柑橘、葡萄、草莓、花椰菜、蜂蜜、青椒、西红柿和青芥末等。

❋ 孕妇便秘——多吃蜂蜜燕麦片

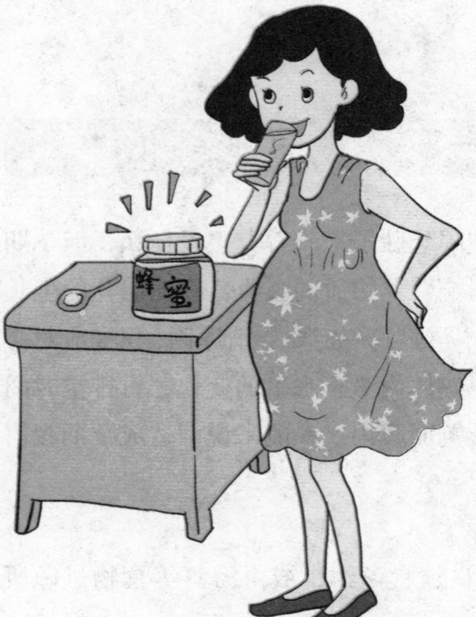

所谓孕期便秘是指排便间隔超过 48 小时，粪便干燥，引起排便困难的情况。女性怀孕后，在内分泌激素变化的影响下，胎盘分泌大量的孕激素，使胃酸分泌减少、胃肠道的肌肉张力下降及肌肉的蠕动能力减弱，使吃进去的食物在胃肠道停留的时间延长，致使食物残渣中的水分又被肠壁细胞重新吸收，粪便变得又干又硬，不能像孕前那样正常排出体外。蜂蜜、燕麦片可防便秘。

1. 蜂蜜

好孕说明：从营养的角度来看，蜂蜜所含的大脑神经元所需能量最高，并富含多种微量元素及维生素，是天然的大脑滋补剂。在所有天然食品中，蜂蜜还可促进消化吸收、增进食欲、镇静催眠、提高机体抵抗力，对促进婴幼儿的生长发育尤其是大脑发育有着积极作用。而蜂蜜同样具有良好的润肠通便作用。

好孕提醒：用于便秘的防治，以油菜蜜、茶花蜜和枇杷蜜为佳。冲泡蜂蜜时，最好用冷开水或者低于50℃的温水，因为高温会破坏蜂蜜中的酶、维生素、矿物质等营养物质。

2. 燕麦片

好孕说明：从营养的角度来看，燕麦中的蛋白质、脂肪及磷、铁、钙、B族维生素、维生素 E、烟酸、叶酸、泛酸等营养元素的含量，都在各类粮食作物中名列前茅，它还含有谷类食粮中均缺少的皂苷。针对便秘，燕麦不仅含有远高于其他粗粮的可溶性膳食纤维，其所含的维生素 B_1、维生素 B_{12} 还能有效地调理消化道功能，从而达到改善便秘的效果。

好孕提醒：为了保留营养成分和膳食纤维，有时候不得不牺牲一下口感。所以，应该食用需要烧煮的、不含任何糖类或其他添加成分的天然麦片，而不要买口味香甜、精加工、用水冲泡即可食用的方便食品。

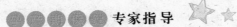

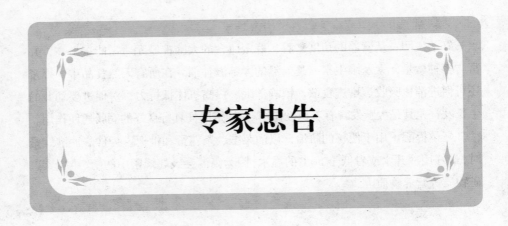

专家忠告

✳ 小心抚触，3种状况不要摸肚子

孕期，很多人尤其是丈夫，喜欢用摸肚子的方式感受胎儿的存在，看电视剧也经常看到孕妇边走路边摸自己的肚子的镜头，好像那是"爱的表达"，但这里要提醒你：当心好心办坏事。摸肚子要区别对待。下面看看哪些情况下的孕妈妈是不适宜摸肚子的吧。

情况 1：胎动频繁别摸肚子

抚触是准爸妈和胎儿交流的方式，适当的抚摸、轻拍，能加强母婴之间的情感交流和联系，还可以锻炼胎儿的触觉神经和运动神经。但每次抚触时间不宜太长，5~10 分钟即可。如果感觉胎动频繁，就应停止。

生活中常会看到孕妈妈两手撑着腰往后挺，或者一边遛弯一边摸肚子，其实这些都是不正确的行为习惯。再者，有些孕妈妈时刻关注胎动，稍有风吹草动，就以为胎儿出了什么问题。胎动多，并没有太大问题，如果胎动突然大幅增加或者大幅减少，增减幅度为正常的 50% 以上时，孕妈妈就应该及时到医院检查，因为这可能是胎盘功能不良的一个信号。

情况 2：早产迹象别摸肚子

从生理角度来看，子宫就像一个球，胎儿会以很舒适的位置躺在里面，没有必要为了给胎儿进行运动而抚摸自己的肚皮。用力去摸肚皮或者刺激它，可能导致子宫收缩，再次引起早产，甚至是胎盘早剥。

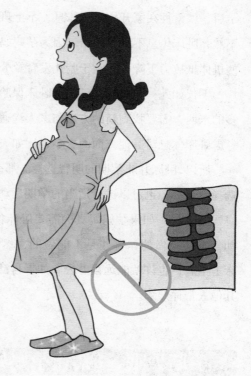

经常看到准妈妈两手撑着腰往后挺，或者一边遛弯一边摸肚子，其实这些都是不正确的行为习惯。撑腰后挺容易诱发腰痛、腰肌劳损，经常摸肚子容易诱发宫缩和早产。最好以准妈妈舒服自然的方式站立行走。

所以，孕期准妈妈要注意休息，站起、坐下时不要太快，选择舒适好穿的鞋子，并选择一些舒缓的运动方式坚持锻炼。过分挺腰走路会加重脊柱负担，孕期走路和站立时，最好的姿势应是双腿微微分开，后背伸直、挺胸。如果确实感觉负担太大，可以在医师指导下佩戴专业腰带缓解不适。

情况3：孕晚期别摸肚子

孕期肚子不是不可摸，事实上，偶尔摸一摸自己的肚皮，可愉悦孕妈妈的心情。但是怀孕3个月后，切记不可频繁甚至用力抚摸肚子，更不要揉搓。很多孕晚期的孕妈妈喜欢抚摩肚子跟胎儿交流，但晚期频繁抚摩肚皮容易刺激子宫，导致假性宫缩。如果手法不当或频率太过，还可能引起早产。

所以，做抚触胎教，最好在医师的指导下进行，以免用力不当或过度。如果感觉胎动频繁就应停止。此外，怀孕29周后和临近产期的孕妈妈，最好不要拍打和推动腹部。

✳ 孕期红灯，卧床休息不利于保胎

有孕在身，不可乱动，这仿佛是孕期的铁律。但很多孕妈妈在知道自己怀孕后，就索性在家开始卧床休息，不上班也不外出活动，这样就万无一失吗？不然，卧床休息不利于保胎。因为孕妈妈长期卧床休息，缺乏运动和锻炼，会使机体抵抗力下降，不利于胎儿发育及分娩。

不仅如此，孕妈妈一旦选择卧床保胎，就要比没怀孕的时候放弃和改变更多的东西：需要找到新的方法与家人沟通，家务和工作需要重新兼顾，还需要考虑卧床休息对其他方面的影响，比如夫妻关系，甚至是自我感觉等。

所以，卧床并非孕期的明智选择。那么，干点什么呢？可以根据自己爱好，选择看看书，也可以进行适当的孕期运动，这将有助于胎儿发育，也能保持孕妈妈的身材。如果孕妈妈真的需要卧床保胎，可以向医师问清楚到底哪些活动是自己能做的，哪些是不能做的，然后做好相应的安排。比如，要是能在床上坐着，也许就能远程办公。如果自己还有其他需要照顾的孩子，则要安排其他人帮你照顾。

孕期失眠，3招让孕妈妈一觉到天亮

怀孕之后，由于孕吐、尿频、形体增大等多种原因，孕妈妈的睡眠变得很不规律，严重者甚至睁着眼睛到天明，老公看在眼里痛在心里，温柔的孕妈妈焦躁、不安等情绪渐渐突显，严重危害母胎健康。怎么才有好睡眠呢？面对孕期各种不适反应带来的失眠，这里教你几招。

1. 饮食恰当助睡眠

怀孕期间，大多数孕妇会出现孕吐现象，这也常成为影响孕妇睡眠质量的因素之一。有孕吐反应还要从根上抓起，缓解孕吐，改变不良的饮食习惯。

好孕建议：睡前吃什么喝什么很关键。孕妈们睡前不喝咖啡、茶，不吃油炸食物、难消化食物。为防止尿频现象发生，建议孕期上午多喝水，下午和晚上少喝水。睡前适量吃点点心，能防止隔日醒来头痛。少吃精淀粉食物，如白面包、白米饭、甜食等。睡前 2 小时喝 1 杯加蜂蜜的牛奶，有助于入睡。

2. 按摩得当助睡眠

由准爸爸进行的按摩，不但可以让孕妈妈缓解孕期疲劳，改善身体功能，还能提高睡眠质量。

好孕建议：采用正确的按摩方法，如果条件许可，孕妈妈可以请教专业的按摩老师。分部位按摩是孕期失眠的不错选择。

(1) 眼眶按摩：和做眼保健操一样，用手指推眼眶周围，再揉太阳穴及眉心各2分钟，然后揉按颈椎两侧的下陷处，即风池穴3分钟。长期坚持可使睡眠质量改善。

(2) 穴位按摩：百会、太阳、风池、翳风、合谷、神门、内关、外关、足三里、三阴交、涌泉穴。失眠情况轻微少按摩几次，失眠重多按摩几次。按摩后立即选一种舒适的睡姿，10分钟左右可入睡。

(3) 耳郭按摩：人体躯干和内脏在耳郭均有一定的反应部位，所以按摩耳郭有助于调节全身功能，促进血液循环，加速入睡。

(4) 额头按摩：两手指曲成弓状，第2指节的内侧紧贴着印堂穴，从眉间开始向前额两侧抹压40次左右，失眠者就可顺利入睡。

3. 瑜伽锻炼助睡眠

孕妇练习瑜伽可以增强体力和肌肉张力，增强身体的平衡感，提高整个肌肉组织的柔韧度和关节灵活度。同时刺激控制激素分泌的腺体，加速血液循环，还能够很好地控制呼吸。练习瑜伽还可以起到按摩内脏器官的作用。

好孕建议：在不同的妊娠时期，孕妇应该练习不同的瑜伽姿势，当然，前提是必须以个人的需要和舒适度为准。孕妈妈应该选择专业的孕妇瑜伽指导教练，每天坚持一定的时间，循序渐进，尽量离开房间而选择露天场所，地上需要铺上松软的毯子，柔软度控制在能轻松地保持站立，千万不能让足下打滑；在练习关于坐式的瑜伽时可以使用蒲席，这样可以有效地防止疲劳，下面推荐一款虚坐式瑜伽。

虚坐式动作：站立，双脚分开比肩略宽，深呼吸；吸气、双膝弯曲成马步，呼吸双手撑在膝盖处停留6秒，深呼吸；还原，将呼吸调整均匀。

益处：促进血液循环和胎儿成长，增强腿部力量和耐力，多练习可储存丰沛的体能，对预防孕妇因运动量不足而造成的气血循环不良十分有效。

注意：怀孕初期适宜多练习虚坐式。当膝盖弯曲时，尽量将双膝左右分开至极限，力量全放在两条腿上，以锻炼腿部力量。

此外，好的心情也能改善睡眠，如果精神压力过大，孕期往往容易失眠，所以，这个时候多想想胎儿的降临，放些轻柔的音乐，把手放在肚子上，想想肚子里的胎儿，想象一下他的小身体蜷缩在你的子宫里，等待着降生的样子，就可以帮助自己有个好睡眠。

❋ 孕期流产，情绪也可能是罪魁祸首

孕妇流产，一般出现在初胎妊娠8周左右。原因很多，胚胎异常、跌跤或外力撞击等外力作用及孕妇疾病等都可能导致孕期流产，人的情绪不稳也是导致孕妇流产的一大因素。这一点，从现实生活中便不难发现，如有些孕妇与人吵架后发生流产；有的孕妇在目睹车祸后发生流产。这些都是因为愤怒、恐惧、惊慌等过于激动的情绪引起子宫收缩而导致流产。

孕妇的情绪与胎儿的发育有着极其密切的关系。对于这一点，许多人不以为然，认为胎儿深居宫中，怎么会流产，况且，发育说不定还没有到可以视听的地步呢。事实上，这种看法是十分错误的。

胎儿到6个月以后，能听到声音，并能在妈妈肚子里做出各种反应，如胎动增加、心搏加快等。这是因为胎儿与母亲血脉相连，他自然能够体会妈妈的心情。当母亲心情愉快时，胎儿也会在母体里感受到这份愉悦，它可能会微笑、吃手指、掏耳朵，在羊水里自得其乐。但如果母亲受到强烈的精神刺激、惊吓、忧郁、悲痛时，孕妇的情绪会传导给胎儿，胎儿也可能会捂着嘴巴，感觉到害怕。

此外，在妊娠后7~10周，孕妇情绪过度不安，可能导致胎儿口唇变形；妊娠后期，孕妇如果精神状态突然改变，如受吓、恐惧、忧伤等，或长期的精神过度紧张，可导致子宫出血，胎盘早期剥离，胎儿死亡；此外，孕妇承受精神压力时，胎动次数明显增加，若孕妇恶劣情绪持续几周，则胎动将一直维持在一个过高的水平上，这样的胎儿出生时不仅体重低，且表现为躁动不安，如好哭闹、吐奶，甚至消瘦、脱水。

研究显示，第一次流产后，患者从得知自己再怀孕之日起，心中就有一种恐惧心理。越接近前次流产时间，心理负担越重，使内分泌紊乱达到高峰，容易导致第二次流产。因此，孕妇在怀孕时千万不要有精神负担，要保持心情愉快，为胎儿创造良好的生长发育环境。孕妇还应该了解相关的分娩知识，这样

就会明白各个产程的情况，消除对分娩的恐惧感，积极配合医师顺利分娩。丈夫要在孕期哄妻子高兴，这不仅可以讨好老婆，还能惠及胎儿。

如果是先兆性流产，孕妈妈可以采用食疗的方式调治。具体如下。

1. 益肾固胎汤

[组成] 菟丝子30克，杜仲15克，桑寄生15克，川续断15克，白术15克，阿胶15克，党参30克，黄芩10克，何首乌12克，陈皮10克。

[制法] 煎服，每日1剂，分2次服，服至血止后半个月停药。

[功效] 先兆流产不外乎脾肾虚损、气血不足、冲任失固，但主要责之于肾虚。肾虚则冲任气血不足，固摄无力，致胎失所系，胎元不固而致先兆流产。故治疗上以补肾为最根本的治法。适用于先兆流产。药物安胎请遵医嘱。

2. 安胎合剂

[组成] 菟丝子12克，党参15克，白术10克，山药15克，川续断10克，桑寄生10克，熟地黄12克，甘草6克。

[制法] 水煎分2次服，每日1剂。

[功效] 安胎合剂平补脾肾，药性冲和。方中多选用"静而少动，守而不走"之药，如党参、白术、山药、菟丝子、熟地黄等健脾补肾，避免当归、川芎辛温走窜，如张景岳说："当归气辛而动，故欲其静者当避之。"适用于先兆流产。药物安胎请遵医嘱。

✳ 适者生存，孕期盲目保胎要不得

物竞天择，适者生存，这是生物学的基本常识。但就孕期来看，患了习惯性流产的女性，往往由于盼子心切，害怕再流产，所以，既然好不容易怀孕了就不想"从头再来"，一怀孕就要求医师给予安胎治疗，有的孕妈妈甚至从怀孕开始，就没间断过保胎药，即使这样，千担心万担心，最终，胎儿还是保不住。

为什么会这样呢？适者生存。生物学告诉我们，只有健康的胎儿能生存下来，这种自然选择、自然淘汰的现象就是自然界的优生法，人类也不例外。其实，一部分怀孕早期的自然流产属于自然淘汰，避免了畸形儿的出生。如果孕妈妈盲目保胎，有可能保住了染色体异常胎儿和病态畸形胎儿。所以，夫妇双方或一方染色体严重异常者，不但不要生育，更不要盲目保胎。

如果真的需要服用药物保胎，这里劝你千万不要服用孕酮和明党参保胎。孕妈妈长期服用孕酮后，会影响胎儿性腺发育，易导致胎儿外生殖器官异常。在怀孕期间，由于孕妈妈脾虚而泄泻，在这种情况下，如果再服用明党参，不仅会增加胎动的频率，而且还会危害胎儿的健康。

✳ 洗头护发，孕期6个误区易招病

孕期总免不了要出门，出门不想给人邋遢的感觉，一头秀发是女性魅力的体现，也是很多女性，在身体起了诸多变化的情况下，能守住自身美丽的"一亩三分地"。那么，呵护秀发，有哪些容易被忽视的误区呢？归结起来，6个方面孕妈妈要注意。

误区1：用指甲挠头皮

孕期，不同女性头部会有不同的瘙痒感，因此，很多女性在洗头的时候，总喜欢用指甲挠头皮。殊不知，指甲中有许多细菌，一旦娇嫩的头皮被抓破，容易诱发感染。而正确的洗头方式是抹洗发水时要用指腹轻轻推头皮，既去污又活血。

误区2：把护发素涂在发根

护发素对头发有很好的滋润作用，但很多人在孕前就习惯了那么一抹，孕后也如法炮制，所以，把护发素涂在了发根，更有甚者，认为这样可以滋润皮肤，帮助秀发生长。其实，这是错误的。洗发时头发毛囊打开，如果把护发素涂在发根上，其中的化学物质容易渗入并堵塞毛囊。因此，孕妈妈在洗头的时候应该先理顺头发，沿耳朵附近往发尖方向涂抹发梢，避免让护发素碰到头皮。

误区3：不梳头直接冲洗头发

洗头主要是去污垢，所以，在洗头前，先用蘸湿的梳子梳头，令附着在头皮上的污垢和灰尘浮于表面，才能同时洗净头皮和头发。为避免伤到头皮，建议使用宽齿缝、圆头的梳子。防止头发干净了，头皮还有污垢未去。

误区4：电吹风吹头

如今，家家户户几乎都使用电吹风。小小个头的电吹风，对孕妈妈及胎儿的危害却着实不小。一方面,电吹风的辐射不小于其他家电,尤其是在电吹风开启和关闭的瞬间,且功率越大辐射也越大。而且电吹风在使用时离头部较近,容易引起中枢神经和精神系统的功能障碍,主要表现为头晕、疲乏无力、记忆力衰退、食欲减退、失眠、健忘等亚健康症状。

不仅如此,有些电吹风吹出的热风,含有微粒的石棉纤维,可以通过孕妈妈的呼吸和皮肤进入体内,经血液带给胎儿,有可能对胎儿造成不利影响。所以,孕期建议孕妈妈远离电吹风,实在担心头发湿引起感冒等,可以选择一顶吸水性强、透气性佳的干发帽,洗头之后用干发帽包好头发,头发很快就能干了!

误区 5:染发烫发

一头亮丽的头发能起到画龙点睛,给人眼前一亮的感觉。但怀孕期间,孕妈妈千万不要去做头发,要远离染发、烫发。

市面上的烫发剂和烫发药水大多含有有毒重金属,如汞和铅。这些有毒金属容易被头皮吸收,进入孕妈妈的血液中,而胎儿正是靠吸收妈妈血液的营养来维持正常的生长发育的。因此,有毒重金属会通过血液被胎儿吸收。这些有毒金属一旦进入胎儿体内,就有可能导致流产、早产、胎儿畸形、胎儿营养不良、胎儿脑发育迟缓、智力低下、行为缺陷等多种危害。

误区 6:洗完头马上外出

洗完头马上外出,这是很多人的习惯,认为可以让自然风吹干头发。研究表明,头发受到的紫外线辐射量是脸部的 2 倍以上,紫外线会令毛鳞片变薄、剥落。因此,如果洗完头马上外出,紫外线容易导致断发、分叉。

✳ 起居出行,孕妈妈千万别干"傻事"

十月孕程,是显得艰辛,显得有些无聊,但为了胎儿的健康,孕妈妈在孕期千万不要做以下"傻事"。

傻事 1:熬夜

都市生活有很多精彩,但有太多的无奈。有孩子了花费高,所以,不少女性怀孕后也不得不参加工作,而因为工作的原因,孕妈妈常要加班加点,所以,很多孕妈妈会经常熬夜。但熬夜对孕妈妈和胎儿的伤害有多大,你了解吗?

从中医养生的角度来看,每天晚上 11 时到次日凌晨 3 时是肝藏血的时候。

十月怀胎本来就是一个耗血气的过程，如果孕妈妈这个时候还要熬夜工作，在造血时间还不休息，很容易会出现血亏的状况。进而就会出现气色不佳，脸色青白等血亏表现。而且紧张的工作、熬夜这些情况容易使孕妈妈的情绪激动或者是精神紧张，对胎儿和孕妈妈身体都会产生不利的影响。

即使是熬夜上网、看电视、打麻将这些娱乐活动，孕妈妈也要控制好时间，不宜耗时过多，也不宜长时间保持一个姿势和体位。因为孕妈妈的子宫随着胎儿的生长会逐渐压迫到下腔静脉，造成下半身静脉回流不畅，容易导致痔或者是下肢和会阴部静脉曲张。经常熬夜，平躺睡眠的时间减少，会使症状加剧。不仅影响孕妈的身体健康，也影响胎儿的生长发育。

傻事 2：挤痘、擦药膏

爱美之心，人人有之。孕期，内分泌失调，加上不少女性为了宝宝将来生活得更好，不停工作，压力变大，脸上长出了痘痘，甚至前胸、后背，都会因为毛孔阻塞、细菌增生而产生恼人的青春痘。但孕妈妈要注意，有了痘痘，不要挤，也不要往脸上或者其他部位搽药膏，因为抗痘产品中有某些活性成分，有让胎儿致畸的可能。

孕妈妈与其烦痘痘，不如保持愉快的心情，保证充足的睡眠，安心接受痘痘，反而可以避免手上的细菌造成二次感染，或是留下永久性的瘢痕。如果痘痘确实长得很严重，建议孕妈妈在医师的建议下正确使用祛痘的药品和保养品，不要随意自行使用抗痘药物。

傻事 3：睡觉窗户紧闭

孕期了，很多人担心着凉，所以，有些孕妈妈不仅外出时裹得严严实实的，回家睡觉时也关紧窗户，害怕自己受风寒，全身乏力之际，为了胎儿能健康成长，又不能用药。

其实，这种做法是错误的。睡觉时窗户紧闭要不得，空气浑浊，自然含氧量也就低，二氧化碳很高，这样的环境对孕妈妈的身体健康和胎儿的发育有百害而无一利。而且，不通风的环境容易滋生细菌，有害物质也会随之增多，容易使孕妈妈生病。因此，建议孕妈妈睡觉时应留些窗缝，以便让室外新鲜空气不断流入，驱散房间内浑浊的空气。

傻事 4：穿高跟鞋

众所周知，穿高跟鞋，可以弥补身高的缺点，凸显身体的苗条。高度适当的高跟鞋能使女性挺胸收腹，显得精神抖擞。但孕妈妈切记远离高跟鞋，谨防它给孕期带来伤害。

与平时不一样，怀孕时，孕妈妈的体重增加，身体的重心前移，站立或行走时腰背部肌肉和双足的负担加重。所以，如果这个时候穿高跟鞋，孕妈妈的身体是支立不稳的，加上身体加重，足的负担加重，走路或站立，都倍感吃力。还会因为姿势不正、疲劳过度，对胎儿的发育带来不利，甚至走路不舒服、重心不稳的时候，孕妈妈很容易会摔倒，导致早产、流产的现象。

　　此外，孕妈妈穿高跟鞋，很容易使子宫下坠，膀胱受压。穿高跟鞋的时间长了，还会引发尿频及产后子宫脱垂，使骨盆倾斜。所以，孕妈妈应该穿舒适的运动鞋、平底鞋，保证行走轻巧，减轻足部的负担，避免摔倒。建议孕妈妈别干"傻事"，远离高跟鞋。

第4章

孕4月
大脑开始迅速发育

✳ 胎儿变化：肺脏已基本发育完成

身长：身长约为 16 厘米。

体重：体重约 150 克。

胎音：已有胎心音了，频率约 150 次／分钟。

脏器：肺脏已基本发育完成。

其他：双臂及两腿的关节已基本发育完成。胎盘发育完成，附着在胎盘上的脐带将胎儿与妈妈连结成为一体。

✳ 孕妈妈变化：妊娠斑开始变得明显

乳房：乳房明显增大，乳晕颜色变深。

反应：妊娠斑也开始变得明显，白带、腹部沉重感及尿频现象依然持续存在。妊娠反应开始逐渐消失，胃口变得好了起来。

其他：孕妈妈的腹部开始明显地显形，流产的可能性明显减少。

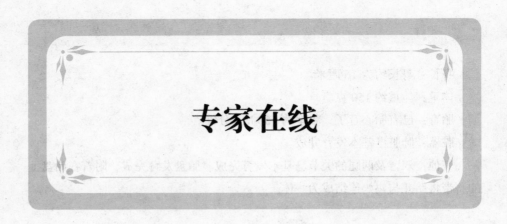

专家在线

✳ 胎动异常，孕妈妈学会计算胎动

在怀孕过程中，胎动并非一成不变，难免会有胎动改变的症状。这时候，孕妈妈必须要知道和了解它，然后找出解决办法。胎动异常，根据发生的状况，主要有以下三种情况。

异常 1：胎动突然减少

胎儿的胎动突然减少，需要不间断地数胎动吗？数是一方面，另一方面，也可以根据孕妈妈的表现来判断。一般来说，胎动减少会因孕妈妈发热而导致。一般性的感冒而引起的轻微发热情况，胎儿因有羊水的缓冲作用，并不会受到太大的影响。但是如果孕妈妈患的是感染性的疾病或是流行性感冒，尤其是接近预产期时，对胎儿的影响就较大了，胎动就会明显减少。

异常 2：胎动突然加快

除了突然减少之外，胎儿胎动突然加快也是异常的一种表现。究其原因，可能与孕妈妈受剧烈的外伤有关。一般来说，胎儿在妈妈的子宫里，有羊水的保护，可减轻外力的撞击，在孕妈妈不慎受到轻微的撞击时，不至于受到伤害。但一旦孕妈妈受到严重的外力撞击，就会引起胎儿剧烈的胎动，甚至造成流产、早产等情况。

异常 3：胎动急促后突然停止

由于脐带绕颈或打结，胎儿可能出现急促的胎动后突然停止的情况。正常的脐带长度为 50 厘米，如果脐带过长则容易缠绕胎儿的颈部或身体。一旦出现脐带缠绕或是打结的情况，就会使血液无法流通，导致胎儿因缺氧而窒息。

好孕建议

怀孕18周到怀孕20周的孕妈妈要学会计算胎动。孕妈妈计算胎动时，可取坐位或卧位，每日早、中、晚在固定的时间内各数1小时，3次相加的数值乘以4，即为12小时的胎动数。胎动低于10次/12小时或超过40次/12小时，则有可能提示胎儿宫内缺氧。

胎动减少前，出现胎心过频，若每分钟超过160次，为胎儿早期缺氧的信号；胎动减少或停止，胎心每分钟跳动少于120次，则为胎儿缺氧晚期。听取胎心的位置应在医师指定处，但需留意，如果胎心异常，则应每间隔20分钟听1次；如胎心快，还应在没有胎动时复听。

✳ 生长迟缓，胎儿没怎么长怎么办

胎儿生长迟缓是指胎儿在子宫内生长发育受到限制，没有达到与胎龄相适应的大小，主要表现为胎儿体重比相同孕周的正常胎儿低，怀孕37周后的胎儿出生体重不足2500克。

胎儿生长迟缓，究其原因，跟缺氧有关。怎么能知道呢？胎儿生长情况可以通过丈量宫底高度即耻骨联合上方到子宫底最高处间隔得知。正常情况下，

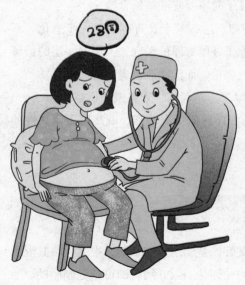

怀孕28周以后应每周增加1厘米左右。孕妈妈可定时在家里或到医院检查。假如持续2周不增长，则应做进一步检查。

好孕建议：

胎儿生长迟缓，首先应加强胎儿监护十分重要，因为胎儿在宫内随时有发生宫内缺氧、甚至死亡的可能，而定期进行胎心电子监护、B超检查及胎儿胎盘功能检测等，有助于及时发现胎儿宫内缺氧，适时分娩。妊娠36周左右是宫内发育迟缓儿胎死宫

内的好发时期，更应加强监护。

当孕妈妈确诊为宫内发育迟缓后，首先应寻找致病原因，通过 B 超等方法排除胎儿畸形。然后，孕妈妈应针对病因进行治疗，并禁烟、戒酒；注意卧床休息，最好采取左侧卧位，使宫体松弛，血管扩张，以利于改善胎盘血液供应。

除食疗外，还可在医师指导下输注葡萄糖溶液及氨基酸等，以促进胎儿发育；每天给予间断吸氧，预防或缓解胎儿宫内缺氧。

✳ 粉碎流言，怀孕长痘孕妈妈只能忍

孕妈妈们很容易长痘痘，由于处于特别时期，孕妈妈的皮肤特别脆弱，怀孕长痘怎么办？在相当长一段时间，很多人认为，因为怀孕这个特殊时期，孕妈妈也只能哑忍。真的是这样吗？如何防治呢？

孕期长痘是正常现象，但并非孕妈只能忍，日常生活中，注重一些生活细节，照样可以预防长痘，甚至战"痘"于无形。孕妈要注意的护肤细节如下。

❶ 脸部及全身保持清洁。选择适合自己肤质的清洁剂洗脸。洗脸时，在患处轻轻按摩，以保证毛孔畅通。

❷ 注意饮食，蔬菜、水果多吃，油炸、高热量及辛辣食物少吃。在怀孕的时候，青春痘比较严重的妈妈，坐月子时不要吃油腻的食物。

❸ 使用不当的外用品会导致青春痘产生，甚至让青春痘进一步恶化。不少孕妈妈们为了隐藏脸上的青春痘，擦了好厚好厚的粉底，一层又一层的盖斑膏。事实上，这样反而会让毛孔阻塞更严重，而无法改善青春痘。

❹ 保持心情愉快、睡眠充足。越紧张，越烦恼，青春痘长得越多。

❺ 不要挤捏青春痘，以免手上的细菌造成二次感染，或是留下永久性的瘢痕。

✳ 清清楚楚，胎动和腹痛怎么区别

胎动会隐隐伴随着腹痛，而腹痛又好像是胎动，在孕期，很多人将其混淆在一起，如何区分呢？一般来说，孕妇在怀孕 16~20 周时即可感觉到胎动。胎

动有一定的规律性。一般上午 8~12 时，胎动比较均匀。12 时以后胎动减少。下午 14~15 时，胎动最少。

妊娠期腹痛，究其原因，是由于妊娠后子宫体增大，对子宫圆韧带造成过度牵拉而导致的。此种情况多发生在孕妇妊娠 3~5 个月时。尽管时间上有交织，但妊娠性腹痛的疼痛部位多在下腹部子宫体的一侧或两侧。疼痛多为牵涉痛、钝痛或隐痛。具体鉴别可根据发生的不同时间来区分。

1. 孕早期的鉴别

胎动一般在怀孕 16~20 周才出现。此期间，若有下腹部坠痛、肛门坠胀、阴道出血等现象，则应考虑到宫外孕、葡萄胎、流产等情况的发生，而不是胎动。

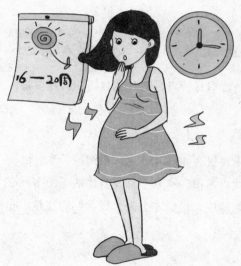

2. 孕中晚期的鉴别

胎动有一定的规律性，一般每小时 3~5 次。胎动在怀孕 28~37 周时较活跃，但不会引起孕妈妈明显的不适。胎动后的腹部局部不适，几秒钟或数十秒钟就可缓解。如果孕妇在怀孕的中晚期出现全腹下坠、肛门坠胀，阵发性腹痛并伴有阴道出血时，则应考虑到早产、胎盘早剥等情况的发生。

再者，从发生的位置和规律上看，若腹痛位于右下方或偏上，无规律性，且孕妈妈有高热、恶心、呕吐等症状时，则应考虑到急性阑尾炎的发生。若孕妈妈在临产后，出现全腹强直如板状，且疼痛难忍等现象时，则应警惕子宫破裂的发生。

所以，从这里不难看出，如果孕妈妈一旦出现与胎动无关的腹痛，就应引起重视，并应及时就诊，加以鉴别，以免酿成祸患。

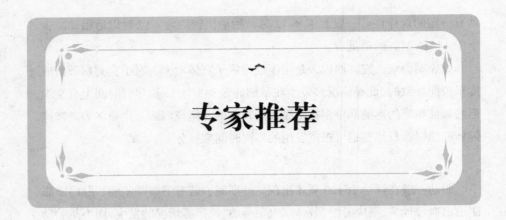

专家推荐

※ 缺啥补啥：补充营养孕妈妈孕 4 月怎么吃

适合孕妇的营养食物多种多样，结合本月特点，适合孕妈妈的营养食物主要有以下几类。

1. 主食

应多样化，以谷麦类为主，每日需要量在 400~450 克，粗细粮、米、面、豆适当搭配。我国民间流传杂合面的饮食习惯，有利于补充身体缺乏的多种必需氨基酸，而现代化的去壳精制加工则造成大量营养丢失，故孕妇应注意多吃些粗加工的食物。

2. 蛋白质

主要来源于动物蛋白和植物蛋白两种，孕妇营养每日需要量为 75~108 克。动物蛋白以鱼、瘦肉、家禽和蛋奶类为主，这些食物除含有蛋白质外，还含有丰富的维生素、矿物质、饱和脂肪。含植物蛋白的有豆类、米、麦与坚果和菌类食物等。这些食物是孕妇的理想食物，但应注意搭配合理，如每天吃肉可以不喝奶，也可以每天吃 2~3 个鸡蛋或喝奶 200~250 毫升，如果其他食物中含有丰富的植物性蛋白质，也就不必天天食用动物蛋白质。总之，要使动植物蛋白搭配合理。

3. 脂肪

孕妇每日需要量为 60 克左右，主要来源于动植物。动物脂肪来源于肥肉与动物油，植物脂肪来源于豆油、菜油、花生油及芝麻与核桃等。

4. 维生素与矿物质

孕妇对维生素与矿物质的需求也较大，维生素和矿物质一般大量存在于新鲜蔬菜、水果、动物蛋白、鱼肝油、海藻类及海产品等食物中，如果孕妇不偏食，一般不会缺乏维生素和矿物质，但应注意制作方法。如水果不去皮，蔬菜先洗后切，并注意烹调时尽量不用煮或炸的方法，少许油翻炒后略加盖微烧后食用，可以减少营养丢失。如确因种种原因造成维生素和矿物质缺乏者，不妨增加饮食的同时在医师指导下补充一些合成剂。但不要过量，以免造成不必要的危害。

❋ 饮食推荐：孕4月饮食保健怎么吃

孕4月吃点啥？这里根据孕期的特点做一个推荐，供孕妈妈参考。

1. 虾仁炒韭菜

营养分析：此道菜谱清香味美，可以补血养血。

制作方法如下。

❶ 将韭菜洗净，切成3厘米长的节；鲜虾剥去壳，洗净；葱切成段；姜切成片。

❷ 将锅烧热，放入植物油烧热后，先将葱下锅煸香，再放虾和韭菜，烹黄酒，连续翻炒，至虾熟透，起锅装盘即可。

2. 牡蛎粥

营养分析：牡蛎肉味极鲜美，是优良的营养食品，以牡蛎入粥食用，是南方沿海民间风行的小吃饮食。牡蛎气味咸平、微寒，可供药用。牡蛎粥对维生素D缺乏病有疗效，可预防小儿出生后佝偻病的发生。

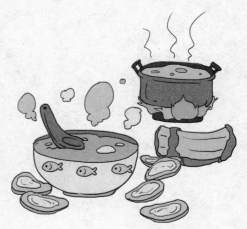

制作方法如下。

❶ 糯米淘洗干净备用，鲜牡蛎肉清洗干净，猪五花肉切成细丝。

❷ 糯米下锅，加清水烧开，待

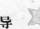

米稍煮至开花时,加入猪肉、牡蛎肉、料酒、精盐、熟猪油,一同煮成粥,然后加入大蒜末、葱头末、胡椒粉调匀,即可食用。

✳ 黄油饼干:控制体重,吃对是上上之选

孕期小零食有很多用途:早上你可以在床上细细地咀嚼它,能够非常有效地缓解孕吐反应;上班的路上,在车里吃上几块,可以帮助你打发无聊的时间;办公室里当你突然有了想吃东西的欲望,它就在你身边,方便而且不会引人注意。它是一种货真价实的迷你食品,并且会忠实地保证你一天的血糖平稳、精力充沛。

推荐美食:黄油饼干

原料:2 杯面粉,2 勺发酵粉,4 勺奶油,1/2 勺食盐,3/4 杯牛奶。

做法:在面粉里加入发酵粉,加入适当的食盐,然后过筛;第二步把奶油磨成面包屑状,拿擦丝板就可以;将奶油混入面粉中,加入牛奶搅拌均匀,直到生面粉变成了面团样;轻轻地翻转生面团,揉 30 秒钟;把面团做成 12 块 1 厘米厚、2 厘米宽、4 厘米长的形状;烤箱预热到 200℃,将这 12 块饼干放入烤箱中,烤 12~15 分钟即可。

功效:本品香脆,既可以当主食,又可以当小点心,适量摄取,可以很好满足饱腹感,是孕妈妈保持身材、好吃不胖的佳选。

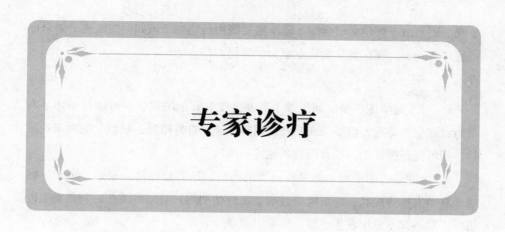

专家诊疗

❋ 孕期头痛——改善孕妈妈偏头痛的按摩

改善怀孕期间头痛的方法很多，除采用药物治疗外，也可以采用按摩治疗的方法。

精确取穴如下。

太阳穴：位于颞部，当眉梢与目外眦之间，向后约 1 横指的凹陷处。

率谷穴：位于头部，当耳尖直上入发际 1.5 寸，角孙穴直上方。

天柱穴：位于项部大筋 (斜方肌) 外缘之后发际凹陷中，约当后发际正中旁开 1.3 寸。

操作步骤如下。

步骤 1：孕妇保持仰卧姿势，全身放松。按摩者用双手示指指腹轻轻按揉太阳穴 2 分钟。接着在耳尖的直上方找到率谷穴，并且用拇指指尖轻轻掐捏 2 分钟。按摩太阳穴的时候要注意揉按的力度，不要过度用力。

步骤 2：孕妇取坐姿，全身放松，头部向左侧稍微倾斜，按摩者先将两手的拇指交叉相叠置于右侧的天柱穴，按摩 20 次后，孕妇再将头部向右侧稍微倾斜，按摩者用相同方法按摩左侧相同穴位 20 次。最后，按摩者将双手拇指分别置于天柱穴下 5 厘米处，逐渐向天柱穴的位置轻轻揉擦，次数为 4 ～ 6 次。在对天柱穴进行按摩的时候，孕妇头偏向一侧，按摩者按摩另一侧的穴位。

❋ 孕期鼻塞——缓解孕期鼻塞"听人劝"

深秋时节，天气渐渐转凉，很多孕妈妈总是感觉鼻子不通气，是不是感冒了呢？还是由于怀孕而引起的？需不需要服用药物呢？该如何缓解呢？如果你也有这些问题，现在就让妇科专家为你揭秘。

什么原因导致孕期鼻塞？

❶ 可能是孕期鼻炎。如果除了鼻塞，没有其他的症状，可能只是怀孕本身所致的孕期鼻炎。但如果在鼻塞的同时，还伴有打喷嚏、咳嗽、咽喉痛、发热，则可能是感冒了，或者因为其他感染所致。

❷ 可能是过敏引起。如果在鼻塞的同时，还有打喷嚏，眼睛、鼻子、喉咙或耳朵发痒等症状，那可能是过敏了。怀孕期间，对那些潜在的刺激物变得敏感，在不知不觉中发生过敏，因而引起鼻塞。

孕期鼻塞可以吃药吗？

孕期鼻塞看上去是小毛病，但一直让人不爽，呼吸困难，很多人就产生了一个想法，即孕期鼻塞可以看医师抓药吗？通常来说，你最好避免在怀孕早期服用任何药物，因为这时胎儿器官正在形成。尤其不要盲目相信一些书或广告称的"做自己的医生"而自行服药。

既如此，孕妇鼻塞怎么办？

面对孕期鼻塞，你可以采用一些日常可以用的"土办法"，让自己的鼻塞得到缓解和调治。

❶ 空气加湿：晚上睡觉的时候，把加湿器放在你的头部附近。一定要按照加湿器的清洁说明进行清洁。要每天换水，因为如果不及时换水的话，它可能会成为细菌的滋生地。

❷ 蒸气缓解：洗个温水澡，或者可以用热水把毛巾浸湿，然后把脸对着毛巾呼吸。

❸ 避免刺激：戒掉烟、酒，要随突然的温度变化增减衣物。白天空气污染严重的时候，避免到户外运动。

温馨提示

孕期患有鼻炎的女性朋友记住要多喝水，晚上休息时，要把头垫高一些。其次，如果感冒较重，孕妇出现剧烈咳嗽、胸闷、发热等症状，要及时去医院就诊。

✱ 牙龈炎——不可不知的牙痛按摩组方

　　妊娠性牙龈炎常出现两个高潮期，一是在妊娠的头三个月，一是在妊娠的最后三个月。妊娠性牙龈炎是由于孕妇体内黄体激素的增加所致，通常可表现为单纯性妊娠期牙龈炎与妊娠期牙龈瘤两种。不要随意服用消炎药，以免造成胎儿畸形。

　　那该怎么办呢？都知道"牙痛不是病，疼起来要人命"，自然不能忍痛了之，恰当的取穴按摩，能有效缓解。双手十指交叉，用力互相叩击各指根部（八邪穴）100次，然后开始按顺序按摩下列穴位2~5分钟。

　　(1) 颊车穴：泄风热、疏通经气，位于耳下、下颌角处，咬牙时咬肌隆起的地方。

　　(2) 肩井穴：足少阳胆经，系手少阳、足少阳、足阳明与阳维脉之会，位于肩部中间最高处。

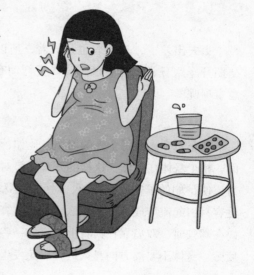

　　(3) 合谷穴：清热镇痛要穴，治疗肠火牙痛的特效穴，面口合谷收。第二掌骨中点外侧，即虎口处。

　　(4) 牙痛穴：位于掌面第3、4掌骨距掌横纹1寸处。

　　(5) 内庭穴：通经泻热，引胃火下行，位于第2、3足趾缝处。

　　(6) 太溪穴：滋肾固本，肾经本穴，足内侧，内踝后方与足跟骨筋腱之间的凹陷处。

　　附注：上牙痛可加迎香、人中、下关、足三里。下牙痛加承浆、手三里、曲池。风热牙痛加风池、太阳，恒牙痛加手三里、背部大杼穴。

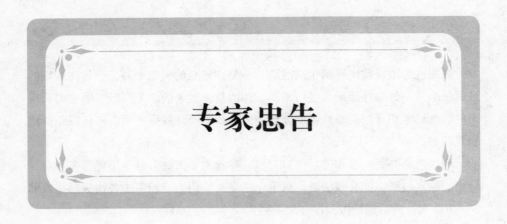

专家忠告

✻ 安全为重，孕妈妈开车的注意事项

丈夫出差了，车放着也是放着，所以，很多孕妈妈也开始开车上路了。孕期开车跟日常自然有区别，毕竟行动有所不便，那么，孕期开车有哪些注意事项呢？

注意事项 1：座椅——调整到舒适位置

开车每个人有每个人的习惯，比如，很多女性开车，习惯把座椅调到最前面，整个身体往前倾。这样的开车姿势对胎儿不利，因为这样容易产生腹部压力，使孕妇的子宫受到压迫，对孕期不稳定的孕早期 (怀孕 3 个月内) 来说，更容易引起流产或早产。那么，怎么才算是科学的呢？正确的做法应该是孕妈妈在驾驶时，双肩靠在椅背上给身体一些支撑，还可以准备一个腰靠垫，减缓疲劳。身体不要离方向盘太近，以免发生撞击时身体撞到方向盘。

注意事项 2：安全带——正确系好为佳

很多孕妈妈上车之后，直接拉出安全带扣上就以为安全了。规范系好安全带对胎儿和个人都有益无害。怎么是正确的呢？安全带的肩带应该置于肩胛骨的地方，而不是紧贴脖子；肩带部分应该以穿过胸部中央为宜，腰带应置于腹部下方，不要压迫到隆起的肚子；整个人的身体姿势要尽量坐正，以免安全带滑落压到胎儿。

注意事项 3：选车——不开新车为佳

孕妈妈开车也要注意车的选择，对开车影响不大，但尽可能不开新车。因为新购置的车中皮革、化学溶剂等气味很重，空气污染严重，这些气味不利于孕妇腹中胎儿的健康，甚至在孕早期会出现流产现象。

注意事项4：技术——新手不开车为佳

除了新车之外，新手也不宜在孕期开车。道理很简单，新手驾车不熟练，精神往往会高度集中，在路上出现急刹的情况也会多，换句话说，开车的危险性更大，无论对于孕妈妈还是腹内的胎儿都是弊大于利的，所以，建议孕妈妈不要刚拿到本就开车上路；再者，由于孕期各种激素分泌的变化，孕妈妈很容易出现疲劳，精神不佳的现象，如若单独开车，更容易在驾驶过程中出现危险，所以，尽可能不要单独开车。

注意事项5：路途——不开长途车为佳

长时间驾驶，会使腹中的胎儿长时间处于颠簸状态，可能会引起不正常的胎动和腹痛，而且由于孕期水肿的现象，孕妈妈会出现四肢乏力的状态，更添危险因素。

注意事项6：饰品——两类物品不上车为佳

孕妈妈开车，一路显得单调，所以，很多孕妈妈会将车打扮一番。比如，带上小宠物。其实这很危险，因为这些宠物通常都是活蹦乱跳的，极有可能分散孕妈妈开车时的注意力，部分小动物甚至会影响孕妈妈的驾驶操作，安全隐患极大；再者，也不要更换方向盘套，方向盘套是为了防止准妈妈的手变得粗糙，手按在方向盘上不至打滑而安装的，但要注意，不合格的方向盘套，不但起不到防滑效果，还会造成更大的麻烦。

❋ 购孕妇装，你必知的"二点建议"

孕妇装，不仅是孕妈妈健康的保护层，还是胎儿健康的"篱笆墙"。那么，如何购买孕妇装呢？质量为先，这里告诉你如何选好孕妇装，以及安心购买孕妇装。

1.购孕妇装，如何选择

购买孕妇装，质量第一。对孕妈妈来说，孕妇装首选纯棉、丝质纯天然质地的材料。怀孕期间皮肤变得敏感，如果经常接触人造纤维的面料，容易发生过敏。

2、收货验货需谨慎

便于穿脱、方便的为好。孕妈妈在孕妇装的选择上要特别注意穿脱方便，所以服装要以舒适、宽大、洁净为原则。上下身分开的拼装款易于穿脱，可以减少孕妇笨重身体的不便。不少衣服看起来款式新颖，但穿脱不便，或者在衣服上有金属的装饰，也容易划伤孕妈妈的皮肤。这是选购孕妇服的时候不容忽视的细节。

✳ 唐氏筛检，胎儿异常的检测方法

胎儿的健康是父母最重视的事，但怀孕期间孕事繁多，就说产前检查项目，也是五花八门，你对于每项产前检查的目的都了解吗？又有哪些检查方法是可以检查出胎儿异常呢？这里就本月要做的唐氏筛查做一个说明。

唐氏筛查顾名思义就是在产前对唐氏综合征胎儿检查筛选，专家介绍，通过对孕妇血液抽取化验，可以判断胎儿是否存在先天性智力缺陷及胎儿患有唐氏综合征的危险程度。若筛查结果为高危，需要进行进一步确诊性检查——羊膜穿刺检查。

(1) 进行时间：11 ～ 13 周。

(2) 进行方式：唐氏综合征的筛检可分为孕早期和孕中期。孕早期的唐氏综合征筛检为颈部透明带厚度及孕妇血清检验。颈部透明带是指胎儿颈部后方皮下积水的空隙，进行超声波扫描时，医师会详细测量介于皮肤和组织之间的空隙厚度，染色体异常的胎儿，其颈部透明带会明显增厚，特别是唐氏综合征胎儿。医学文献已证实当胎儿后颈部透明带越厚，染色体异常的概率就越高。通常唐氏综合征较易发生在高龄产妇身上。

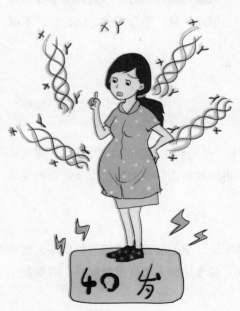

(3) 筛查目的：此项检查在于了解胎儿健康，并在发现胎儿异常时做最适当的处置，若是因母体的原

因导致胎儿异常，如妊娠高血压可能导致生长迟缓，即会调整母体的健康状况，让胎儿的生长步上正常轨道，但某些先天性的异常并无法经由调整母体状态来改善。

　　胎儿先天性异常部分可分为染色体异常、基因异常、结构异常及其他因素造成的胎儿异常。性染色体也是常出现的异常情况，而基因异常则常见有蚕豆症、血友病。结构性异常则指外观上看得到的结构异常，如脐膨出、兔唇或是四肢不健全等，通常结构性异常会合并有染色体和基因的异常，因此，有时医师会根据观察到的结构性异常，来推断可能会有的染色体异常疾病。

　　发生胎儿异常的高危人群为第一胎在 34 岁以上的孕妇，因女性过了 34 岁以后受孕，受精时染色体转位的概率较高，因而提升了胎儿异常的概率。另外，过去曾有过胎儿异常或是反复流产者都是胎儿异常的高危险群。根据统计显示，流产的案例中有 50% 可能是因为染色体异常，这显示了"物竞天择，适者生存"的道理。

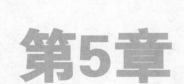

第5章

孕5月
生殖器官发育完成

✳ 胎儿变化：胎儿身长约25厘米

身长：胎儿身长约 25 厘米。

体重：体重约 300 克。

反应：骨骼肌、心脏、听觉、视觉、味觉进一步发育，大脑联合完成，间脑已经发育，能及时产生与孕妈妈完全一致的喜怒哀乐等感受。

其他：头上长出少量头发，皮下开始积储脂肪。

✳ 孕妈妈变化：分泌初乳，乳晕加深

子宫：外阴部的色素继续沉积，阴道分泌物继续增多。

乳房：下腹越发隆起，乳房开始分泌初乳，乳晕色素加深。

其他：臀部增大，体重增加。可以明显地感受到胎儿有力的活动。

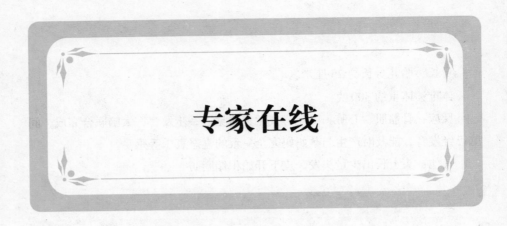

专家在线

※ 正确睡姿，不同睡姿子宫影响不同

　　孕妇睡姿对胎儿的发育也大有影响，如果睡姿正确，胎儿能健康发育；如果睡姿错了，很容易招来流产隐患。有的人看书上说应采取左侧卧位，以避免胎儿缺氧、缺血。为此每天睡觉时，几乎一动不动地左侧卧位，纵使很难入睡，也这样坚持着。有时好不容易睡着了，又会在梦中惊醒，如果发现自己没有采

取左侧卧位睡姿，就会非常后悔。有的孕妇甚至让丈夫帮助看着，一旦睡姿不对了，就让老公帮助翻过身来。结果夫妻俩都筋疲力尽。

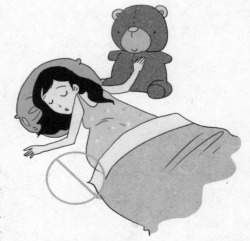

　　睡眠对胎儿健康是有影响，但有一个前提：即子宫增大。很显然，睡眠姿势对胎儿和孕妇的影响，并不是从怀孕那一刻就开始的。睡眠姿势对胎儿和孕妇的影响，来源于子宫对腹主动脉、下腔静脉、输尿管的压迫。而只有增大的子宫才有

这样的影响。所以妊娠早期子宫未增大前，不存在睡眠姿势的问题。一般来说，妊娠5个月以后，子宫迅速增大，增大的子宫会因为不同的睡眠姿势，出现不同的影响。

✳ 开始罢工，5类工作影响孕妈妈健康

　　许多女性发现自己怀孕，一则喜一则忧，担心自己的身体是否能继续胜任工作，此时孕妇需要检视自己的工作性质，可依照自己的身心状况决定是否需留职停薪，甚至"罢工"。那么，孕妇到底不能进行哪些工作呢？从原则上看，孕妇不宜从事以下可导致流产、早产、胎儿致畸等严重危害孕妇及胎儿健康的工作。

1. 繁重的体力劳动

　　繁重的体力劳动性工作消耗热量很多，会增加心脏的输出量，加重孕妇的负担，影响胎儿的生长发育，甚至造成流产、早产。

2. 频繁弯腰、下蹲工作

　　长时间蹲位或弯腰会压迫腹部，影响胎儿发育，引起流产、早产。妊娠后期行动不便，且常伴有下肢水肿，更不适宜参加这类工作。

3. 高空或危险作业

　　有跌落危险的作业，距地面2米以上高度的作业以及其他有发生意外事故危险的作业不宜参加。

4. 有毒物质作业

　　有毒物质作业包括接触化学有毒物质或放射性物质作业两大类。化学有毒物质及放射性物质等有致畸、致癌作用，严重危害母子健康。化学物质中的铅、汞、砷、氰化物、一氧化碳、氯气、苯、甲苯、二甲苯、环氧乙烷、苯胺、甲醛等，在空气中的浓度如超过卫生标准时，孕妇不宜在此环境下工作。此外，超过卫生防护要求的放射性作业，环境噪声超过卫生标准的作业，孕妇也不宜参加。

5. 频繁出差的工作

　　如果你的工作需要长期或频繁出差，那还是尽量拒绝了吧——即便你习惯出差的生活。

　　首先是出差难免舟车劳顿，路途颠簸的话就更加容易疲劳。其次就是出差时由于忙于工作，饮食营养可能也不符合孕期的标准。

❋ 分散工作，让自己多一份"闲心"

对上班族孕妇来说，适度休息是很重要的，如果有时间，可趁午休时间做一些伸展运动，扭扭脖子，按摩一下太阳穴，晚上早一点休息，都具有舒缓疲惫养生保健的效果。在工作时间内，把座椅调整到合适高度，计算机荧幕和视线要平视，眼睛离计算机荧幕至少距离一个手臂长，并使用较软符合人体力学的键盘，手腕也需比手背低，这样长期下来才不会造成负担。

此外，工作的时候，把工作量分散也可以减轻工作负担，比如每隔 1 小时就休息一下，或者起身倒杯水、拿公文，做个深呼吸，休息时间放一些轻音乐等，可以达到舒缓压力的效果。结合起来看，注意以下细节，更利于保健。

① 不要熬夜加班：熬夜会扰乱孕妈妈正常的生理规律，使体内的激素分泌发生紊乱，加之工作疲劳等原因，势必会影响胎儿在子宫内的生长发育情况，甚至发生流产。

② 保持情绪平静，精神愉快。

③ 衣着宽大舒适；乳房要用宽松的乳罩托起；穿平底鞋和注意个人卫生。

④ 注意补充营养，保证各种营养素的摄入。

⑤ 预防贫血，从孕 20 周起每天服用铁剂。

⑥ 适当户外活动，开始做孕妇体操，和丈夫一起对胎儿开始胎教。

⑦ 适当运动，做适合的孕妇体操。

妊娠中期是保健的最重要时期，因为它介于早、晚期之间，所以需要保健和注意的地方都应该特别小心。

❋ 丰乳文胸，孕期不宜穿带钢圈文胸

现实生活中，用紧身的带钢圈文胸成为许多追求时尚女性的"打底"首选，它确实瞬间能够让女性看起来更性感，完美地勾勒女人的 S 形曲线。然而，穿太紧的文胸容易导致女性气血不足，甚至引发更严重的健康问题。

从实际效果来看，带钢圈的文胸能够更好地预防乳房下垂问题，还能把多余的赘肉上下推挤，达到"丰胸"的效果，这其实有很多的健康隐患。从中医角度来看，女性在穿带钢圈文胸的过程中，钢圈刚好在人体"肝经"附近，肩带不好可导致钢圈移位，压迫肝经十几个穴位，可导致经脉运行不畅。同样，

现代医学也认为，带钢圈的文胸会使淋巴向下、向外、向腋窝的回流受阻，可引起乳腺硬化、乳管疾病等。肩带松紧不当、粗细不当均会引起肩痛。文胸戴得不好还会摩擦乳头，引起瘙痒，影响乳头发育，导致乳头内陷。另外，腋窝是淋巴结聚集地，过紧的钢圈文胸可能会压迫淋巴结，让淋巴液的流动受阻，长此以往，容易引起疾病。

所以建议广大孕妇朋友尽量少穿有钢圈的文胸，或者每天穿文胸不超过12小时。无钢圈文胸虽然在定形的功能上稍微差了一点，但是穿着非常舒适，不会显得拥挤，也不会影响你的身体健康。胸罩综合征便是一个典型。

"胸罩综合征"是由于长期使用窄带式的胸罩或胸罩尺寸偏小、穿戴过紧引起的。这样的胸罩使皮肤好像戴上一道细铁丝，当人体连续活动时，上肢肩部肌肉不断运动，而胸罩则在肌肤的很小范围内频繁地摩擦，时间长了，就可使这些肌肉过度疲劳，血液循环障碍而发生老化。此外，过紧的胸罩带限制了呼吸肌的运动，胸廓收缩舒张不畅，从而影响呼吸功能，致使两肺换气不足，产生胸闷、气促等症状。还有，胸罩带过紧，可压迫颈部肌肉、血管、神经，诱发颈椎病，产生上肢麻木、颈部酸痛、头晕、恶心等症状。

所以，孕妇在选购胸罩时，要注意大小，胸罩带不要过窄过紧，并应选择大一号的文胸。

※ 远离噪声与辐射、睡觉、运动"三不误"

对于胎儿，我们要做好两手准备：一方面胎儿没有想象中的那么脆弱，我们不要过于担心；另一方面要扎扎实实做好孕期保健以"安胎"。归结起来，主要有以下三个方面。

1. 远离噪声与辐射

(1) 噪声：噪声在生活中无处不在，虽然许多人习以为常，但是孕妇可不能掉以轻心，经常被噪声所扰，孕妇的内分泌腺体功能就会发生紊乱，比如使脑垂体分泌的催产激素过剩，引起子宫强烈收缩，从而导致流产、早产。噪声也会对胎儿产生许多不良的影响，比如影响胎儿的体重、智商、听力等。所以孕妈要特别注意，尽量不要去噪声大的场所。

(2) 远离辐射：研究显示,能量高的辐射,会穿透物体,破坏物体内部组织,产生辐射生物效应，造成各种程度的伤害。相对于孕期而言，大量辐射线产生的高能量，会损害DNA、造成细胞分解或突变，甚至造成胚胎死亡、胎儿畸形、脑部发育不良及增加日后患癌症的概率。日常生活中，产生辐射的主要有以下几个方面。

①电吹风：电吹风是"辐射之王"，特别是在开启和关闭时辐射最大，且功率越大辐射也越大。由于使用时离头部较近，主要引起中枢神经和精神系统的功能障碍，主要表现为头晕、疲乏无力、记忆力衰退、食欲减退、失眠、健忘等亚健康症状。

②手机：据医学专家介绍，通话时辐射大一些，而在手机已经拨出而尚未接通时，辐射最大，辐射量是待机时的3倍左右。手机辐射会引起头痛、头晕、失眠、多梦和脱发等症状。建议手机在接通瞬间应将手机远离头部。信号不好时，辐射也会增加。建议孕妈妈使用专用耳机和麦克风接听电话，尤其要避免把手机放在肚皮上。

③电热毯：研究显示，通电后的电热毯可能影响母体腹中胎儿的细胞分裂，使其细胞分裂发生异常改变，胎儿的骨骼细胞对电磁辐射也最为敏感。所以，建议孕妈妈使用电热毯的时候，先预热半小时再使用，睡前关闭开关，拔掉电源插头。

④微波炉：微波炉产生的电磁辐射是其他家电的几倍，如果孕期准妈妈受到过量的微波炉电磁辐射，会产生头晕、睡眠障碍、记忆力减退、心动过缓、血压下降等现象。更重要的是，高强度的微波可致胎儿畸形、流产或死胎等严重后果。所以，建议孕妈妈最好远离微波炉，如果一定要使用，最好是开启微波炉后立即退后1米左右，经常用微波炉烹煮食物最好穿屏蔽围裙或防护衣。

⑤电脑：电脑显示器和主机是电脑辐射最大的两个部件，日常生活中，与电脑保持安全的距离、穿防辐射服、控制使用时间都是防辐射的方法。孕妈妈在操作电脑时也不要离得太近、时间也不要太长，应该隔一段时间期起走动一下。

2. 睡眠——时间充足，睡姿正确

刚怀孕的时候，就有不少准妈妈感到疲劳，容易犯困。睡觉，也成了整个孕期花的时间最多的事情。孕妈妈怎么睡觉才能有安胎之效呢？

怀孕以后，为了给胎儿创造一个良好的环境，也为了孕妈妈免除孕期疲劳，一定要保证充足的睡眠时间。孕妇的睡眠时间应比正常人多一些，每晚最

少8～9小时,每日午间最少也能保证1～2小时的睡眠时间,但时间不宜过长。

孕妈妈如果能睡得很熟,那也是非常有利于安胎的。因为睡眠时脑部的脑下垂体会分泌出生长激素,是胎儿成长不可或缺的物质。

3. 运动——注意运动量

不动不是"安胎",卧床静养也不利于安胎,一般来说,只要孕妈妈没有明显的先兆流产迹象,还是适当运动为宜,当然,运动的时候相比过去一定要注意运动量和运动强度。做什么运动呢?这时候可以根据孕妈妈自己的兴趣爱好,做做瑜伽、散散步、游泳等都是不错的选择。孕妇瑜伽,动作幅度、动作难度都是根据孕期特点拟定的,一般也不会太难完成。当然,如果有些动作你无法做到,也不要勉强自己。

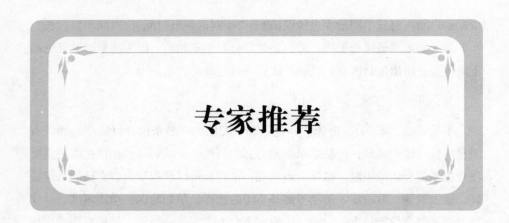

专家推荐

✳ 缺啥补啥：补充营养孕5月孕妈妈吃点啥

妊娠中期饮食要摄入哪些营养？

妊娠第13周至第27周末为中期妊娠阶段，此时妊娠反应减轻，食欲增加。孕中期胎儿消化器官、神经系统、骨骼系统都在生长发育，基础代谢率增加。母体为了适应胎儿发育的需要在生理上也发生了较大变化，如子宫增大、乳房增大、血容量增加等，故应增加营养素的摄入量以满足胎儿和母体的需要。

❶ 增加热能，孕中期孕妇基础代谢增强，糖利用增加，在孕前基础上增加200千卡，每日主食摄入量应达400克或大于400克，并与杂粮搭配食用。

❷ 保证优质足量的蛋白质，孕中期是母体和胎儿增长的快速时期，尤其是胎儿脑细胞分化发育的第一个高峰。孕妇每日应在原基础上增加15克蛋白质，一半以上应为优质蛋白质，来源于动物性食品和大豆类食品。

❸ 增加维生素的摄入量，孕中期由于热能的增加，物质代谢增强，相应地需要增加维生素 B_1、维生素 B_2 和烟酸的摄入量。为了防止巨幼红细胞性贫血的发生和胎儿发生神经管畸形，维生素 B_{12} 和叶酸的摄入量亦需增加，为了胎儿骨骼的发育，维生素 A 和维生素 C 需要量都需加大。为此，孕中期孕妇应在主食中加粗、杂粮，经常食用动物内脏，多食用新鲜蔬菜和水果。

❹ 多吃无机盐和微量元素丰富的食物，尤其应多选用富含钙、铁、锌的食物，有些地区还要注意碘的供给。孕中期应每日饮奶，经常食用动物肝脏、水产品和海产品。植物性食品首选豆制品和绿叶蔬菜。

※ 饮食推荐：孕5月饮食保健怎么吃

怀孕5个月营养补充食谱精选推荐

1. 炒素蟹粉

[原料] 土豆200克，竹笋30克，胡萝卜100克，香菇（干）50克，鸡蛋150克，豌豆苗5克，盐3克，醋7克，大葱1克，味精2克，姜1克，花生油30克，黄酒6克。

[制作] 先将土豆、胡萝卜、竹笋全部洗净蒸熟；将熟土豆去皮，用刀背拍成泥；胡萝卜剁成萝卜泥，放在净布里挤干水；香菇浸发去蒂洗净，与熟笋、葱白都切成细丝；鸡蛋磕入碗内搅匀，放入土豆、香菇、笋丝、葱白、姜末拌匀；炒锅置旺火，放入花生油，烧至八成热，下拌匀的素料煸炒2分钟左右；见素料凝成粒状时，加花生油、精盐、味精，搅匀后再加入豌豆苗，翻炒几下，加黄酒、米醋、姜末，炒至卤汁稍干即成。

[功效] 本菜含有大量维生素，可以满足孕妇的需要。

2. 小烧什锦

[原料] 猪舌250克，猪肚500克，玉兰片150克，猪心250克，猪肉（肥瘦）150克，萝卜300克，蘑菇（干）50克，猪油（炼制）50克，酱油50克，植物油75克，盐6克，味精2克，淀粉（豌豆）50克，大葱30克，姜30克。

[制作] 将猪肚、舌、心出水，然后分别刮净洗干净，煮熟，切成条；瘦猪肉剁细，放入碗内，加少许盐、淀粉拌匀，再在八成热油锅内炸成肉丸子；蘑菇用水发涨，淘洗干净，切成片，用清水漂洗待用；炒锅置旺火上，放入猪油，烧至五成热时，先下葱、姜依次下食盐、酱油、肉丸子，加汤烧开，再连汤倒入锅内，用小火慢烧。猪肚、舌约烧2小时，加入蘑菇、玉兰片，再烧约半小时，尔后加入萝卜同烧，直烧至肚烂，菜熟时，随即下淀粉，勾成流芡，下味精起锅。

[功效] 此菜色泽金黄，味浓可口，有利于准妈妈增进食欲。

✹ 蜂蜜橘子：控制体重，吃对是上上之选

尽管柑橘类的水果里 90% 都是水分，但其中仍然富含维生素 C、叶酸和大量的纤维。能帮助孕妇保持体力，防止因缺水造成的疲劳。

推荐美食：蜂蜜橘子

[原料] 橘子 90 克，蜂蜜 10 克。

[做法]

❶ 将橘子洗干净，剥去皮，再把内皮剥去，然后放入容器内弄碎。

❷ 食用时加入蜂蜜搅拌均匀，使其具有一点柔和的酸味。

❸ 注意，橘子可用广柑代替，最好用无核蜜橘。

[功效] 本品含有丰富的糖类，还含有维生素、苹果酸、柠檬酸、蛋白质、脂肪、食物纤维以及多种矿物质等，不仅可以补充营养，还能增加饱腹感，起到减肥消脂的功效。

✹ 吃工作餐：挑三拣四+降低口味要求

孕妈妈应该讲究五谷杂粮、平衡膳食，但是，对待工作餐却要挑三拣四，避免吃那些对孕期不利的食物。另外，孕妈妈此时不能再由着性子爱吃什么就吃什么，而应该从营养的角度出发来选择食物，降低对口味的要求。

❶ 慎吃油炸食物：工作餐中的油炸类食物，在制作过程中使用的食用油难免不是已经用过若干次的回锅油。这种反复沸腾过的油中有很多有害物质，孕妈妈最好不要食用油炸食物。

❷ 拒绝味重食物：工作餐里的菜往往不是咸了就是淡了。孕妈妈应少吃太咸的食物，以防止体内水钠潴留，引起血压上升或双足水肿。其他辛辣、调味重的食物也应该拒绝。

❸ 饭前吃个水果：为了弥补吃新鲜蔬菜不足，孕妈妈在午饭前 30 分钟吃个水果，以补充维生素缺乏。

❹ 挑选饮料：孕妈妈别忘了慎重选择饮料。健康饮料包括矿泉水和纯果汁，而含咖啡因或酒精的饮料则对孕期不利。

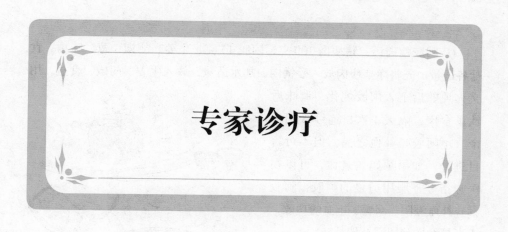

专家诊疗

✳ 孕妇贫血——粥、汤、肉"补血法"

孕期贫血，很多体弱的人会遇到。据调查，孕期贫血中出现缺铁性贫血的概率为 90% 以上。孕期贫血可造成孕妈妈头痛、头晕、耳鸣、目眩、疲倦、心悸、注意力不集中、记忆力减退、食欲差及腹部不舒服等，严重的可引起贫血性心脏病，甚至心力衰竭，此外，贫血可减少对胎儿的供氧量，使胎儿生长受到阻碍。

现代人越来越注重饮食治疗法，那么孕妇贫血怎样食补好？归结起来，主要有以下几种食疗法。

1. 粥类补血法

(1) 羊肉枸杞粥：羊肉 100 克，枸杞子 30 克，炙附片 10 克，大枣 15 枚，冰糖适量。先将羊肉切细待用；粳米洗净与炙附片、枸杞子、大枣一同放入锅内，加水适量煮熟成粥，待粥煮至熟烂时，再放入羊肉和冰糖煮至粥浓稠时即可食用，隔天 1 次。本粥不仅可滋阴补血，防治孕期贫血，还能调治心律失常、心脾两虚型心悸、面色苍白、失眠、头晕、食欲减退，舌质淡，脉细等症。

(2) 八味养血粥：糯米 200 克，薏苡仁 50 克，赤小豆 30 克，大枣 20 枚，莲子 20 克，芡实米 20 克，生山药 30 克，白扁豆 15 克。先将薏苡仁、赤小豆、芡实米、白扁豆入锅内煮烂，再入糯米、大枣、莲子同煮。最好将去皮的生山药切小块，加入上述原料煎煮，以熟烂为度。每日早、晚食用，连续 20 天为一疗程。此粥可滋阴补血，适合孕期血虚体弱者食用。

2. 汤类补血法

(1) 阿胶瘦肉汤：猪瘦肉 100 克，阿胶 15 克，生姜、胡椒、葱、味精、食盐各适量。先将净猪瘦肉放入砂锅内，加水适量，放入生姜、胡椒、食盐，用文火炖熟后下入阿胶炖化，调味后饮汤食肉，隔天 1 次，连续食用 1 个月。阿胶是补血之品，但不可盲目进补，如果孕妈妈贫血，可以在医师指导下服用适量的阿胶，阿胶具有补血滋阴、润燥、止血的功效，历来是女性孕期滋补佳品。

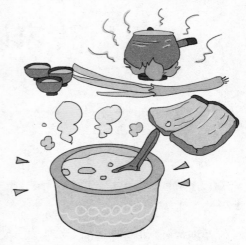

(2) 大枣木耳汤：大枣 15 克，黑木耳 15 克。先洗净大枣、黑木耳用温水泡发洗净，放入小碗内，加水及冰糖适量，隔水蒸至大枣烂熟即可食用，每日 2 次。本品营养丰富，适合孕期补血之用。

(3) 猪肝菠菜汤：猪肝 200 克，菠菜 200 克，盐、酱油、味精、花椒水、猪油各适量。将猪肝切成小薄片，菠菜洗净切段，放入锅内加调料煎汤食用，每日 1 次。是孕妈妈随手拈来的家常补血佳品。

3. 肉类补血法

参杞狗肉：狗肉 1000 克，党参 50 克，枸杞子 20 克，菟丝子 13 克，砂仁 5 克，陈皮 5 克，牛膝 15 克，酱油、糖、黄酒、葱、姜、味精各适量。将净诸药料入锅煎煮 30 分钟，倒出汤汁，再将狗肉切成块加入酱油、糖、黄酒、葱、姜、味精腌渍入味，放入锅中，加入药汁，煮沸后改用文火慢煨 2 小时，狗肉烂熟即可食用，隔日 1 次。对于中度以上贫血，除了食疗法治疗外，口服铁剂治疗也十分必要。

※ 孕妇感冒——家常便饭护理小偏方

孕事众多，但往往孕期不适会找上门来，这就面临一个该与不该的问题：用药。孕期宜忌很多，特别是在用药方面，为此，很多孕妈妈即使感冒了也不敢用药，通常采取"硬扛"的方式，原以为为胎儿受点罪没事，殊不知，这样对于孕妇和胎儿都没有好处。

那么，如何应付孕期感冒呢？不同的感冒要区别对待，感冒一般分为风寒感冒和风热感冒，不管是风寒还是风热，都可以用食疗调治。而且食疗不但减少孕期吃药的苦痛，还能给自己一份"不耽误胎儿健康"的安心。

1. 风寒感冒食疗方

风寒感冒的主要症状表现为发热轻，怕冷、咽痒、咳嗽痰稀。食疗治疗应该辛温，疏风散寒。推荐食疗方如下。

(1) 葱姜汤：生葱3根，生姜3片，红糖10克。将生姜、红糖水用清水1碗半，慢火煎至大半碗；加入葱，再煎片刻。孕妈妈可以趁热喝下这碗葱姜汤，有辛温解表的功效，对孕期感冒有不错的治疗效果。

(2) 姜丝萝卜汤：姜丝25克，萝卜50克，红糖适量。将萝卜切片，加水500毫升，萝卜和姜丝煮15分钟；加入红糖适量，趁热喝下。本品解表散寒，可用于孕期调治感冒。

(3) 葱豉豆腐汤：葱白3根，淡豆豉12克，豆腐2小块。将豆腐在锅内煎到淡黄色，然后加入淡豆豉；用清水1碗半，煎至大半碗，再加入葱。孕期感冒，可以趁热喝下这碗葱豉豆腐汤，然后注意保暖，可解表散寒，调治感冒。

2. 风热感冒食疗方

风热感冒一般表现为头胀痛、有汗、咽喉红肿疼痛、咳嗽、痰黏或黄、鼻塞黄涕，常有口渴的感觉。那么风热感冒的食疗方又有哪些呢？推荐食疗方如下。

(1) 腐竹白粥：大米50克，腐竹10克。将大米和腐竹同时放入锅中，加入适量的清水，煲成粥，趁热后食用。本粥可去热解表，是孕期感冒简便易做的"良药"。

(2) 红萝卜马蹄粥：红萝卜150克，马蹄250克，大米50克。将红萝卜切片，将马蹄拍裂；将红萝卜和马蹄一起放入锅中，加入适量的清水煲成粥，可以用少许的盐或者糖调味。孕期担心用药对胎儿的伤害，此粥可去风热、治感冒，调治感冒，助你一臂之力。

(3) 冬瓜薏米粥：冬瓜500克，薏苡仁20克，大米50克。将冬瓜处理成小块；与薏苡仁、大米同时放入锅中，加入适量清水煲粥。如果嫌味道太淡，也可以在最后加少许盐调味。本粥清肺热，有理气开胃，止咳化痰之功效，是孕妈妈

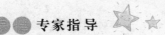

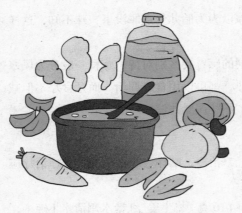

调治风热感冒的佳选。

(4) 大蒜鸡翅：鸡翅 250 克，香菇 1 朵，新鲜百合 1 朵，胡萝卜 1 根，植物油、盐、大蒜各适量。香菇用水泡软，去蒂备用，香菇水留做炖汤用；百合洗净后一片片剥开；鸡翅先以热水汆烫后捞起，锅中加香菇水及香菇、大蒜等，一起煮至鸡翅熟烂；最后加入百合；以大火煮开即可。这道菜富含多种营养素，可以增强抵抗力，并有助于清除体内的病菌毒素，缓解孕期感冒。

最后要提醒一点的是，孕期感冒预防优先。孕期应尽量避免到人群比较集中的公共场所。外出乘坐公共交通尽量戴口罩，回家后首先要洗手。饮食上多食青菜、水果。不与感冒患者共用毛巾、餐具等。此外，实时接种流感疫苗，是孕妇预防流感积极稳妥的方法。

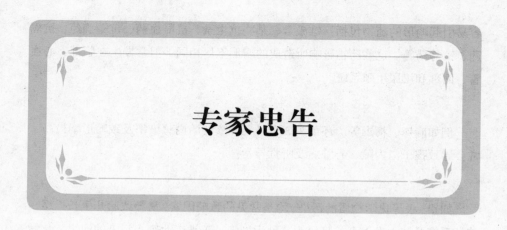

专家忠告

❋ 脐带血检验，可查胎儿染色体、基因等

进行时间：20 周至生产前。

检查目的：检查胎儿的染色体、基因、生化功能、血红素、凝血功能、缺氧状态以及病毒感染等情况。

进行方式：脐带血检验属侵袭性的检查，主要是经由超音波导引，经由孕妇的腹部，抽取胎儿之脐带血以供检验。胎儿的脐带血可检查胎儿的染色体、基因、生化功能、血红素、凝血功能、缺氧状态以及病毒感染等情况。虽然其准确度极高，2 天内即可获得详细的检验报告，但执行方式是直接侵入胎儿的脐带抽取脐带血，因此风险极高。胎儿脐带血检验较少用，若非急迫性，一般不建议进行此项检验。

❋ 胎儿发育，避免生活中的"健康杀手"

孕事繁杂，头绪繁多，免不了有这样那样的因素影响着胎儿的发育，所以孕妇在怀孕的过程中要注意提防，其中，不乏胎儿健康"杀手"，都有哪些因素呢？这里做一个归结。

杀手 1：药物

药物可以说是孕期臭名昭著的杀手，众所周知。据研究发现，目前有 2%～3% 的先天性畸形，是由药物引起的。那么，都有哪些药物孕期不能吃呢？

容易引起畸形的药物包括：雄激素、某些抗生素、抗凝血药、抗癫痫药、抗癌药、镇静药等。这些药物影响所造成的畸形不尽相同，但常发生在脑部、心血管、面部和泌尿生殖系统。

杀手 2：先天性的胎内感染

例如麻疹、梅毒等。怀孕头 3 个月，麻疹的胎内感染率及致畸形率最高，常会导致孩子白内障、心脏病及听觉异常。

杀手 3：化学物质的污染

如铅、汞等化学物质的污染，均是常见的致畸因素，易导致胎儿生长迟缓、神经系统及智力发展上的障碍。这种污染常见于被工业废水污染的河川，化学物质会渗入水产类食物，由孕妈妈食用而造成胎儿畸形。

杀手 4：放射线

通常情况下，常视放射线的剂量而定。一般的胸部 X 线照射，并不足以引起胎儿畸形，但累积的剂量越多，或照射的部位越靠近子宫的话，畸形的危险性越高。

※ 迷恋麻将，消磨时光别搭上胎儿健康

打麻将，作为一种休闲娱乐活动，在一些地方盛行，如果上瘾了，本来对人们身心健康有益的活动，渐渐变成了一种在乎输赢的赌博工具，对此，不乏其人乐此不疲。一旦落座则不管昼夜晨昏，通宵达旦，废寝忘食。这样的玩法，对普通健康人都有损健康，对孕妈妈及胎儿则危害更大。

危害 1：持续坐姿——易发痔、小腿痉挛

玩麻将是一场"持久战"，需要有"坐得住"的功夫，但长时间处于坐位，胃肠蠕动减弱，胃酸反流刺激黏膜，就会引起厌食、呕吐、咽喉与上腹部烧灼感，不仅如此，腹部的压迫，还会使盆腔静脉回流受阻，围绕肛门下端的静脉充血突出，而发生痔，在大腿内侧及小腿背侧则出现静脉曲张和下肢的严重水肿，甚至小腿痉挛。

危害 2：性格影响——类似坏胎教

胎教重要的一项就是"语言胎教"，通过语言可以塑造胎儿性格。而打麻将时，孕妇所处的环境，能直接影响胎儿的生长发育和他将来的仪表与性格。如果孕妇每日视"条饼万"，闻"搂包""点炮"，如此胎教，怎能培养出具有高尚道德情操的下一代？

危害 3：情绪影响——影响胎儿大脑发育

有输赢难免就会有情绪影响，而孕妇的情绪状态对胎儿发育起着很大的作用，玩麻将时，孕妇往往处于大喜大悲、患得患失、惊恐忧愁无常的不良心境中，加之为了 1 元钱的输赢争论激烈，语言粗暴，神经系统过于兴奋，母体内的激素异常分泌，对胎儿大脑发育造成的危害，远远超过对母体自身的损害。

危害 4：环境影响——门窗紧闭传播疾病

玩麻将，很多时候要规避家人的干涉，玩大了还要注意公安机关的觉察，

所以，一般玩麻将的地方都是门窗紧闭，空气流通欠佳，特别是在冬春季，门窗紧闭，室内人数多，又恰逢是呼吸道传播疾病的高峰季节，如风疹等，孕妇一旦染病，将危害胎儿健康。此外，一副麻将牌，你打出去，我抓进来，积年累月，上面沾有多种致病菌，为传染性疾病提供了良好的传播机会，所以，不利的"环境"将对胎儿产生极为不利的影响。

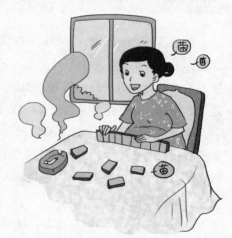

※ 做对B超，"五大注意事项"要做到

孕期免不了要做 B 超，那么，做 B 超有什么注意事项呢？归结起来，有以下五点要注意。

注意 1：要提前憋尿。怀孕早期做 B 超的时候，需要在膀胱里积聚一定量的小便才能看得清楚，因此建议孕妈妈提前憋尿。如果在孕早期，因为特殊

的情况，如腹痛、阴道出血等，需要做 B 超检查，那么在家就提前喝 4~6 杯白开水，到医院检查就省时间了。怀孕 6 个月则不需要。

注意 2：不要吃产气食物。做 B 超前不要吃如牛奶、红薯等容易产生气体的食物，因为这样会阻碍超声波的穿透，造成所检脏器显像不清。

注意 3：不要饿着肚子做 B 超。尤其孕中晚期，如果肚子饿胎儿不配合，B 超检查的时候有些数据看不清楚，无法测量，或者测出来的数据不准确。

注意 4：不要穿紧身衣服。去医院检查最好穿宽大易穿脱的衣服和鞋子，这样能节省时间，也能让孕妈妈本来紧张的心情放松一点。检查时应尽量放松，配合医师检查。如果在检查的时候过于紧张，有可能会影响检查的效果。

注意 5：如果上次的检查有问题，需要提前咨询好这次去医院前需要做哪些准备。

❋ 学会看B超，学会看懂B超测量数据

拿到超声诊断报告，虽短短一段文字，但很多孕妈妈也都一头雾水，如坠云里雾里，其实报告单上不外乎几个名词：胎囊、胎头、胎心、胎盘、胎骨长度、羊水和脊柱等；几组符号：CRL、BPD、FL、APTD、TTD。那么这些名词是什么意思，这些符号又包括哪些含义呢？这里一一说明。

(1) 胎囊：首先看胎囊。胎囊只有在怀孕早期才能够看到，怀孕 1 个月时胎囊直径大约 2 厘米，到怀孕 2 个半月时胎囊直径约为 5 厘米。胎囊在子宫的宫底、前壁、后壁、上壁、中部都属正常。正常情况下，B 超所视的胎囊形状清晰，呈圆形或椭圆形。

(2) 胎头：轮廓完整为正常，缺损、变形为异常，脑中线无移位和无脑积水为正常。BPD 代表胎头双顶径，怀孕到足月时应达到 9.3 厘米或以上。按一般规律，在孕 5 个月以后，基本与怀孕月份相符，也就是说，妊娠 28 周 (7 个月) 时 BPD 约为 7.0 厘米，孕 32 周 (8 个月) 时约为 8.0 厘米，以此类推。孕 8 个月以后，平均每周增长约为 0.2 厘米为正常。

怀孕 26~36 周双顶径平均每周增加 0.22 厘米。怀孕 36 周后双顶径的增加速度逐渐减慢，每周只增加 0.1 厘米。足月胎儿的双顶径在 8~10 厘米。双顶径也可以预测胎儿的体重。如果双顶径达到 8.5 厘米以上，则胎儿体重超过 2500 克。如果双顶径在 9.1~10 厘米，新生儿体重在 3276~3925 克，双顶径大

于 10 厘米，新生儿的体重在 4000 克以上。

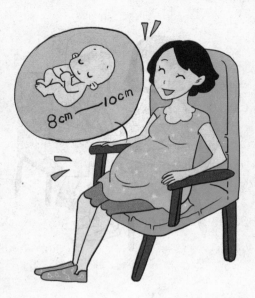

(3) 胎心：胎心存在，强为正常，弱有两种可能，一是胎儿正在睡眠中，二可能为异常情况。正常胎心率为每分钟 120~160 次。

(4) 胎动：有、强为正常，无、弱可能胎儿在睡眠中，也可能为异常情况，要结合其他项目综合分析。

(5) 胎盘：胎盘的正常厚度应在 25~50 毫米。根据绒毛膜、胎盘光点、基底膜的改变，将胎盘成熟度分为 0、Ⅰ、Ⅱ、Ⅲ四级。胎盘的定级表示胎盘的成熟度。正常早期妊娠多表现为 0 级，是胎盘的生长阶段。妊娠中晚期，随着胎盘的成熟，由Ⅰ级向Ⅲ级发展。孕 37 周以后，大多是Ⅲ级胎盘。所以胎盘Ⅲ级可作为胎儿成熟度的参考。

(6) 羊水：羊水深度在 3~7 厘米为正常，超过 7 厘米为羊水增多，少于 3 厘米则为羊水减少，都对胎儿生长不利。

(7) 脊椎：胎儿脊柱连续为正常，缺损为异常，可能脊柱有畸形。

(8) 脐带：正常情况下，脐带应漂浮在羊水中，如果在胎儿颈部见到脐带影像，可能为脐带绕颈。

(9) 股骨长度：是指胎儿大腿骨的长度。它的正常值应与相应的怀孕月份的双顶径值差小于 20~30 毫米。

(10)CRL——从胎儿头部到臀部的长度，又称为"头臀长"。妊娠 8~11 周的这个期间，每个胎儿发育状况还没有太大差异，因此医院往往通过测量 CRL 来预测预产日。

(11)BPD——头部左右两侧之间最长部位的长度，又称为"头部大横径"。当初期无法通过 CRL 来确定预产日时，往往通过 BPD 来预测；中期以后，在推定胎儿体重时，往往也需要测量该数据。

(12)FL——胎儿的大腿骨的长度，又称为"大腿骨长"。大腿骨是指大腿根部到膝部的长度。一般在妊娠 20 周左右，通过测量 FL 来检查胎儿的发育状况。

孕产期保健专家指导

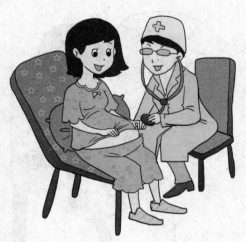

(13)APTD——腹部前后间的厚度，又称为"腹部前后径"。在检查胎儿腹部的发育状况以及推定胎儿体重时，需要测量该数据。

(14)TTD——腹部的宽度，又称为"腹部横径"。在妊娠 20 周之后，与 APTD 一起来对胎儿的发育情况进行检查。有时也会测量腹部的面积。

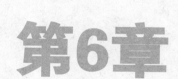

第6章

孕6月
大脑皮质发育完成

❋ 胎儿变化：胎儿会吸吮自己的拇指

身长：胎儿身长约 30 厘米。

体重：体重约 700 克。

皮肤：皮肤出现皱纹，皮下脂肪开始沉积。

四肢：上下肢的肌肉开始发育，会吸吮自己的拇指。

其他：能够咳嗽、打嗝、皱眉、眯眼。

❋ 孕妈妈变化：子宫增大，小腹明显隆起

子宫：子宫明显增大，小腹明显隆起。

反应：由于子宫压迫以及孕期激素的变化，会出现呼吸困难、消化不良、下肢水肿等症状，也可能造成静脉曲张。

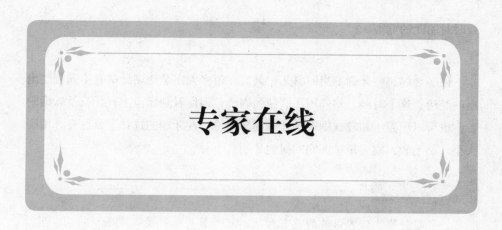

专家在线

※ 健牙原则，从不能忽视的细节做起

牙齿是健康的门户，对人体健康非常重要。事实上，牙齿的呵护并非刷牙就可以呵护好，因为牙齿的生长要经历生长期、钙化期和萌出期3个阶段。研究显示，早在母体内胎儿5～6周的时候，乳牙就开始发育形成牙胚，恒牙胚也在胎儿4～5个月就开始形成了，因而妊娠期的母体生理、心理健康状态、营养摄入、药物使用等，都影响着包括牙颌系统在内的各组织器官的生长发育，所以一个人的口腔预防保健应从孕期母体开始。

既如此，孕妈妈该做怎样的牙齿护理工作呢？就常规而言，孕妈妈要早、晚刷牙、饭后漱口；定期使用牙线清洁齿面牙菌斑；选用含氟牙膏刷牙，预防龋齿；注意均衡膳食，选择有利于身体健康和非致龋性食物并遵循科学的进糖原则，少吃甜食，减少零食。此外，还有以下细节需要孕妈妈遵守。

1. 不使用药物

通常情况下，在治疗牙齿疾病的时候，孕妇应避免深度麻醉。其他的药物如：镇痛药、镇静药、抗生素（怀孕中使用四环素，会造成胎儿以后的牙齿变黄），应该在医师指导下小心使用。

2. 不照射X线

众所周知，放射线检查的剂量尽管很小，但也不可忽视对胎儿的影响。如果要照射X线，位置上要尽可能远离下腹部，应该都在安全范围内，不仅如此，还要穿着防护铅衣，并特别覆盖住下腹部，以避免孕妇因急诊需要照射X

线时对胎儿的危害。

3. 软毛牙刷

很多孕妈妈将牙刷不当回事儿，其实，很多人在孕期刷牙都有不同程度出血的经历。这个时候，不要用牙刷使劲刷洗，即使看到牙齿上有牙石及软垢附着，也可以用温水和较软刷毛的牙刷刷牙即可，在牙刷的选择上要注意选用刷头小，刷毛软，刷毛顶端圆润的保健牙刷。

特别注意

孕期是胎儿口腔保健的重要时期，能为胎儿牙齿及口腔颌面的正常生长发育奠定良好的基础，因此，宝宝的口腔保健应从其胎儿期着手；再者，妊娠期治疗龋齿和牙龈炎的最佳时间是妊娠中期，即妊娠 4～6 个月时。最好能在怀孕前做牙齿检查，因为孕期不适合做牙齿治疗，若牙齿出现紧急状况，也只是做暂时性的症状治疗，拔牙或任何侵入性治疗则须延至产后再进行。

※ 听胎心、数胎动，孕妈妈你会了吗

从时间上看，本月末，即孕龄满 24 周时，孕妈妈就该听胎心、数胎动了。有什么讲究呢？胎动具体说来，分为以下四类。

❶ 全身性运动：整个躯干的运动，例如翻身。这种运动力量比较强，而且每一下动作持续的时间比较长，一般为 3~30 秒。

❷ 肢体运动：伸伸胳膊、扭一下身子等，每一下动作持续时间一般为 1~15 秒。

❸ 下肢运动：也就是我们常感觉到的宝宝的踢腿运动。这种动作很快，力量比较弱，每一下胎动持续时间一般在 1 秒以内。

❹ 胸壁运动：比较短而弱，一般母亲不大容易感觉得到。当胎动的规律出现变化时，要格外小心。

那么，如何把握胎动呢？通常情况下，心情平稳的时候,胎心声如钟表的"嗒嗒声"，在腹部同一位置，缓慢持续加压，如在这一位置没有听到，6 个月时，以与肚脐平齐为基准，左右下各 15~20 厘米转移；7 个半月到 8 个月时，听胎

心的位置先腹部的各左右下方，然后各左右上方，再各左右中。100~120次/分，为轻度过缓；160~180次/分，为轻度过速。

8个半月的时候，胎动很重要。上午8~12时，慢而均匀，如强烈会有问题。下午2~3时最少。晚上最多最活跃，此时胎教效果显著。数胎动，全身放松，端坐，双手自然放于小腹，孕晚期3次/天，胎动3~5次/时，一定数满1小时，衡量1次胎动是这样的：叽里咕噜连续动不算，间隔3分钟以上才算。

一般来说，在正餐后卧床或坐位计数，每日3次，每次1小时。每天将早、中、晚各1小时的胎动次数相加乘以4，就得出12小时的胎动次数。如果12小时胎动数大于30次，说明胎儿状况良好，如果为20~30次应注意次日计数，如下降至20次要告诉医师，做进一步检查。

当妊娠满32周后，每次应将胎动数做记录，产前检查时请医师看看，以便及时指导正确记录并做及时的处理。当胎儿已接近成熟，生后能够存活时，记数胎动尤为重要。如果1小时胎动次数为4次或超过4次，表示胎儿安适；如果1小时胎动次数少于3次，应再数1小时，如仍少于3次，则应立即去产科看急诊以了解胎儿情况，而绝不要再等了。

很多孕妇会碰到胎动次数减少的情况，此时不要惊慌，这可能是因为：胎儿安静或睡眠时胎动较少。孕妇最好在每天固定的时间里数胎动，以便保证计数的准确。有时轻轻拍拍腹部或吃一些东西，胎儿就会醒来，这时再数胎动，才比较准；孕妇服用镇静药的胎动会有所减少，停药后能恢复；当子宫胎盘血流量减少，胎儿有慢性缺氧时，胎动会减少，缺氧严重时胎动消失。

特别提示

如果胎动减少至1小时不足3次，应立即到医院看急诊，以免失去抢救时机；如果胎动消失12小时，则有胎死宫内的危险。据统计，其中有78%的胎儿有可能发生宫内窘迫、胎儿宫内发育迟缓、新生儿窒息、围生儿死亡，也有胎儿畸形的可能。

❋ 辛苦孕程，缓解那些折磨人的症状

十月孕程，怎"辛苦"一词了得，在欢欣鼓舞拥抱新生命的同时，孕妈妈

必须先经历十月孕程的"磨难",但不能眼睁睁看着这些症状肆虐,该怎么办呢?这里为孕期常见症状提供应对方法,让孕妈妈安度孕期,顺利生产。

症状1：尿频

"排尿"对一般人而言,是一种很正常的生理症状。所谓的"尿频",意思是白天排尿次数超过7次,晚上排尿次数超过2次以上,且排尿的间隔在2个小时以内。特别是在怀孕初期与后期,都容易有尿频的症状发生。这主要是因为子宫慢慢变大时,会压迫到膀胱,使孕妇产生尿意,进而发生尿频。

好孕建议

就非病理性尿频而言,如果要缓解孕期尿频现象,可从日常生活和饮水量改变做起。也就是说,平时要适量补充水分,但不要过量或大量喝水;外出时,若有尿意,一定要上厕所,尽量不要憋尿,以免造成膀胱发炎或细菌感染。另外,孕妈妈要了解频尿是孕期中很正常的生理现象,忍耐力自然会增强。

如果是"病理"性尿频,即排尿时有疼痛感,或尿急得无法忍受时,很有可能是因为膀胱发炎或感染细菌,此时一定要及时就医。

症状2：腰酸背痛

腰酸背痛是怀孕期间的常见问题。包含的不适症状很多,例如：全身酸痛、痉挛、静脉曲张、水肿等,有时甚至影响睡眠。这是因为体重增加,激素改变,整个身体多少都会有些微水肿、韧带松弛等现象发生。在怀孕初期,由于这些现象并不会对身体造成太大影响,因此,孕妈妈并不会感到腰酸背痛或行动不便,但是,到了怀孕中、后期,随着肚子逐渐变大、体重增加,孕妈妈们就会开始行动不便,甚至经常出现腰酸背痛、小腿痉挛、下肢水肿等。其实,这些症状都属孕期的正常现象,孕妈妈们不必过于担心。

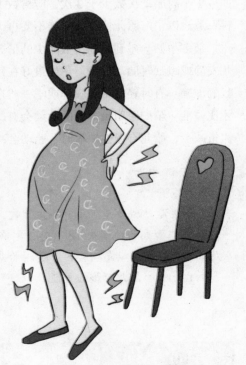

好孕建议

第一是避免长时间站立;第二是穿着弹性袜,提醒您穿着时应先把足抬高10分钟,让血液回流后,再慢慢将弹性袜穿上,效果会比较好;第三是晚上睡觉时，可于在小腿下垫上枕头，让足抬高。

症状 3：腹部不舒服

有些孕妈妈常会因腹部疼痛、腹胀、腹部紧绷等不舒服而感到焦虑、担心，其实，孕期中腹部不舒服感，是很正常的生理现象，因为怀孕时子宫变大，压迫到胃、肠器官，造成胃、肠器官的移位，而胃、肠器官在移位的同时，原有的韧带会受到拉扯，使得腹部产生疼痛感；怀孕时血液会大量流入子宫，以提供胎儿成长所需的养分，在血流效应的结果下，使得腹部变得不舒服；激素中的孕酮使得胃肠道的蠕动变慢、张力变小，排空的时间变慢，容易造成便秘，引起腹部不适。

好孕建议

孕妈妈们应控制情绪，不乱发脾气、不焦虑，经常保持愉悦心情；在饮食上应"少量多餐"，以免造成胃胀、腹痛等不适；另外，家人的支持，特别是丈夫的安慰与鼓励，更是帮助孕妈妈们对抗孕期生理不适的最有效武器。

症状 4：乳房胀痛

乳房胀痛是大部分孕妇都会有的现象，所以，孕妇不必过于紧张，这是正常的生理现象。乳房胀痛的原因，最主要是由于怀孕导致激素改变，这就好比女性月经将来临时，会感到乳房疼痛、肿胀一般。

好孕建议

在怀孕初期，孕妇一定会发生胀奶，此时，孕妈妈应做好这么几项工作：开始进行乳房的清洁与护理工作；用热毛巾敷于乳房处，能大大地防止乳房结硬块，使乳腺畅通，方便分泌乳汁；轻轻地按摩乳房，也有益于泌乳。

症状 5：阴道分泌物增加

孕期激素的分泌使得阴道分泌物增加，雌激素增加，阴道内细胞的活性与细胞内的肝糖类也会随之增加，血液充斥于阴道内，就会有渗出液（分泌物）排出，这是正常现象，孕妇不必过于担心。

好孕建议

防止阴道出现异常分泌物，最好的方法就是经常清洁，并保持阴道部位的透气与清洁。清洗时用清水即可，切勿用消毒水，以免破坏身体原有的保护膜；最好选择穿着棉质、透气性高的衣裤为佳。值得注意的是，若分泌物呈黄色，有恶臭、瘙痒、豆花、豆块等现象时，孕妇最好至医院诊治，切勿自行涂抹药剂，或忽视不理，以免危害自身与胎儿的健康。

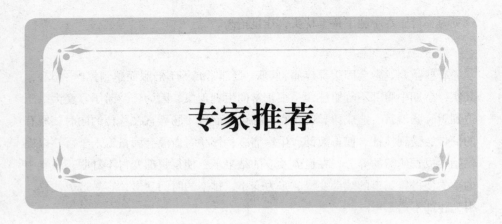

专家推荐

※ 缺啥补啥：孕6月补充营养孕妈妈吃点啥

怀孕6个月应如何摄入营养？

怀孕6个月正是胎儿发育期，除了寒凉、燥热、辛辣的食物不要吃之外，其他食物都可以吃的，要注意补充营养，如瘦肉、猪肝、鸡蛋、鱼等要均衡进食，要煲些骨头汤喝，适当补钙，去正规的药店买孕妇吃的钙片，也要买孕妇吃的奶粉冲来喝，因为奶粉中所含的营养有些是其他食物难代替的，多吃新鲜蔬菜、水果等，也要注意休息，要有适当的运动，如早、晚出去散步，在外面

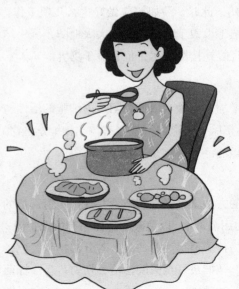

呼吸新鲜空气，对胎儿及以后分娩是有帮助的。

孕妇的体型会显得更加臃肿，到本月末将会是大腹便便的标准孕妇模样。此时，孕妇和胎儿的营养需要猛增，许多孕妇从这个月起开始发现自己贫血。

由于胎儿的快速发育使孕妇的消耗增加，此时应该注意适当增加营养，以保证身体的需要。在增加营养的同时，要重点增加维生素的摄入量，孕6月，孕妇体内能量及蛋白质代谢加快，对维生素B的需要量增加,由于此类维生素无法在体内存储,必须有充足的供给才能满足机体的需要。因此,孕妇在孕中期应该摄入富含此类物质的瘦肉、动物肝脏、鱼、奶、蛋及绿叶蔬菜、新鲜水果。

孕妇还应对食物有所选择,并限制一些不利于健康的食物。应忌吃的食物有辣椒、胡椒等辛辣食物以及咖啡、浓茶、酒等。孕中期还应注意,不要吃得过咸,以免加重肾的负担或促发妊娠高血压综合征。

尤其要注意铁元素的摄入,应多吃含铁丰富的蔬菜、蛋和动物肝脏等,以防止发生缺铁性贫血。此外,要保证营养均衡全面,使体重正常增长。

❋ 饮食推荐：孕6月饮食保健怎么吃

1. 全麦制品

包括麦片粥、全麦饼干、全麦面包等。特别是北方的孕妇,把早餐的烧饼、油条换成麦片粥很有必要,虽然你多少会有些不习惯。麦片可以使你保持较充沛的精力,还能降低体内胆固醇的水平。当然不要买那些口味香甜、精加工的麦片,天然的、没有任何糖类或其他添加成分在里面的麦片最好。届时可以按照自己的喜好加一些花生米、葡萄干或是蜂蜜。全麦饼干类的小零食,细细咀嚼能够非常有效地缓解孕吐反应;全麦面包可以提供丰富的铁和锌。

2. 奶、豆制品

孕妇每天应该摄取大约1000毫克的钙,只要3杯脱脂牛奶就可以满足这种需求。酸奶也富含钙,还有蛋白质,有助于胃肠道健康。有些孕妇有素食的习惯,为了获得足够的蛋白质,就只能从豆制品获得孕期所需的营养。

3. 水果

水果种类很多,经济而又实惠的柑橘,尽管90%都是水分,但富含维生素C、叶酸和大量的纤维,可以帮助孕妇保持体力,防止因缺水造成的疲劳。香蕉能很快地提供能量,帮助孕妇克服疲劳。如果你的孕吐很严重,吃香蕉则较为容易为自己的胃所接受。

4. 瘦肉

因为瘦肉富含铁,并且易于被人体吸收。怀孕时孕妇血液总量会增加,为

的是保证供给胎儿足够的营养，因此孕妇对铁的需要就会成倍地增加。如果体
内储存的铁不足，孕妇会感到极易
疲劳，通过饮食特别是瘦肉补充足
够的铁就极为重要。

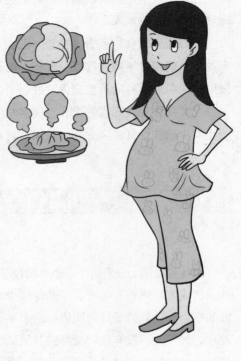

5. 蔬菜

做西餐沙拉时不要忘记加入深
颜色的莴苣，颜色深的蔬菜往往意
味着维生素含量高。甘蓝是很好的
钙来源，你可以随时在汤里或是饺
子馅里加入这类新鲜的蔬菜。对于
菠菜，曾有人认为含有丰富的铁质，
被当作孕期可预防贫血的蔬菜之
一。但最近专家提出菠菜中含铁并
不多，而含有大量影响锌、钙吸收
的草酸，所以不要多吃菠菜。花椰
菜的好处却不少，富含钙和叶酸，
有大量的纤维和抵抗疾病的抗氧化
剂，还有助于其他绿色蔬菜中铁的吸收。

6. 干果

花生之类的坚果，含有益于心脏健康的不饱和脂肪酸。但是因为坚果的热
量和脂肪含量比较高，因此每天应控制摄入量在 30 克左右。杏脯、干樱桃、
酸角等干果，方便、味美又可以随身携带，可随时满足孕妇想吃甜食的欲望。

推荐菜谱

1. 鱼香肝片

原料：猪肝 125 克，精盐 3 克，姜末 3 克，酱油 3 克，蒜末 3 克，葱花 25 克，
白糖 3 克，猪油 50 克，辣椒末 6 克，高汤 10 克，醋、料酒、生粉各适量。

制作：将姜、蒜、葱都切成细末，辣椒剁碎；干生粉加水调成湿粉团；将
猪肝切成薄片，先用料酒、精盐及 2/3 的湿粉团浸泡切好的猪肝，使它入味；
再将白糖、酱油、醋、高汤及剩下的湿粉团调成粉芡备用；热油锅，加入浸好
的肝片，随后将切好的姜末、蒜末及葱花、辣椒末倒下锅，急炒几下，等粉团
熟了即成。

功效：本品富含蛋白质、脂肪、糖类、热量、钙、磷、铁、胡萝卜素、维生素 A、维生素 B$_1$、维生素 B$_2$、烟酸、维生素 C。是孕妈妈保肝养血的佳品。

2. 橘味海带丝

原料：海带（鲜）150 克，白菜 150 克，白砂糖 10 克，味精 3 克，醋 5 克，酱油 5 克，香油 10 克，香菜 10 克，陈皮 15 克。

制作：干海带放锅内蒸 25 分钟左右，捞出，放热水中浸泡 30 分钟，捞出备用；把海带、白菜切成细丝，码在盘内，加酱油、白糖、味精和香油，撒入香菜段；把陈皮用水泡软，捞出，剁成碎末，放入碗内，加醋搅拌，把陈皮液倒入盘内拌匀，即可食用。

功效：本品含有丰富的营养素，尤其碘的含量十分丰富。适合孕中期准妈妈补碘之用。

※ 玉米瘦肉汤：控制体重，吃对是上上之选

铁在人体血液转运氧气和红细胞合成的过程中起着不可替代的作用，孕期血液总量增加，以保证能够通过血液供给胎儿足够的营养，因此孕期对于铁的需要就会成倍地增加。瘦肉中的铁是供给这一需求的主要来源之一，也是最易被人体吸收的。

推荐美食：玉米瘦肉汤

原料：甜玉米 200 克，瘦肉 50 克，酱油、生粉、食盐各适量。

做法

❶ 把新鲜甜玉米的玉米子刨下来；

❷ 锅里放水烧沸后把玉米放进去煮；

❸ 瘦肉用酱油和生粉腌一下；

❹ 后与玉米同煮，肉熟后加食盐至合味。

功效：玉米素有长寿食品的美称，含有丰富的蛋白质、脂肪、维生素、微量元素、纤维素及多糖等，是孕期胖妈妈的消脂塑身佳食。

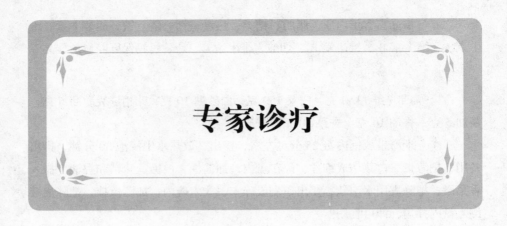

专家诊疗

✳ 孕期肥胖——正确减肥，"你好他也好"

孕期体重是重要指标，超标不行，不达标也不行。不达标仿佛好说一些，大不了吃，但超标了怎么办？孕期是不适合减肥的呀。饮食是一个两全其美的好选择。

为什么会造成肥胖，这与很多孕妈妈认为的"一人吃两人用"有关，这实际上让很多孕妈妈过度摄取了饮食。一般而言，孕妈妈体重增加以每月增加1000克为宜。如果孕妈妈体重猛增，每周体重增加超过500克，出现肥胖的现象，通常是由于脂肪摄取过多造成的。过多摄取脂肪、蛋白质，会使维生素和矿物质相对不足，出现牙龈出血、骨质软化、贫血等症状。另外，孕妈妈肥胖还会合并妊娠高血压综合征、巨大儿、难产等。所以，孕期肥胖让母亲和胎儿都不受益。

吃出来的肥胖如何吃回去呢？饮食调理是一个不错的选择。如果已经明显发胖，孕妈妈尽可能遵守常规的一日三餐即可，不必额外加餐。但切记：不要节食，否则会影响胎儿的生长发育。那么，孕期肥胖有哪些营养素和食物可供选择呢？

（1）保证充足的糖类：这类食品包括五谷和土豆、红薯、玉米等杂粮。

（2）保证蛋白质丰富的食品：如瘦肉、肝、鸡、鱼、虾、奶、蛋、大豆及豆制品等，蛋白质的摄入量宜保持在每日80~100克。

（3）保证摄取适量的脂肪：植物性脂肪更适应孕妈妈食用，如豆油、菜油、花生油和橄榄油。

（4）保证适量增加矿物质：如钙、铁、锌、铜、锰、镁等，其中钙和铁非常重要。食物中含钙多的是牛奶、蛋黄、大豆、面和蔬菜。

（5）保证合理补充维生素：多吃蔬菜和水果。注意蔬菜一定要食用新鲜的，干菜、腌菜和煮得过烂的蔬菜中，维生素大多已被破坏。

✳ 孕期手麻——日常护理锦囊从细节做起

孕期动不动就手麻，是怎么回事儿？营养不够吗？还是需要补点啥？下面我们来看一下。

1. 孕期为什么会手麻？

(1) 怀孕姿势：孕妇由于腹围日渐增大，导致身体重心会往前倾，这时候，为使身体保持平衡，孕妇腰背的肌肉自然会用力挺起，造成肩部的神经受到牵扯，进而影响手部神经，所以出现酸麻感。

(2) 子宫压迫：子宫与手麻有关系吗？有！怀孕后期的子宫因增大而压迫到骨盆腔血管，造成下肢血液回流不畅，进而导致足部感到肿麻。

(3) 水肿发生：除了上述原因之外，水肿也是手麻的祸害之一。所谓水肿是指水分过量积聚在身体组织的现象，手腕的"正中神经"会因为组织水肿而受到压迫，导致手部明显感到酸麻。发生水肿现象时，也就容易使下肢肿胀并感到酸麻。

2. 手麻有哪些护理细节？

(1) 日常姿势：孕妇要让日常姿势保持在有"靠背"的状态下，不论坐着还是站着，都要让背部有适当的支撑，才能使身体不用过度使力就能维持平衡，也能减少腰背用力造成的手足酸麻情况。

(2) 日常习惯：怀孕后期不宜穿高跟鞋，以免重心不稳，除了要预防跌倒之外，还要小心肌肉用力不佳，手足容易酸麻；睡前将手足抬高，用个小枕头垫在手腕还有脚踝处，可改善血液回流不顺畅的问题；建议怀孕妇女可以在中后期选择使用适合的"托腹带"，可减少并分担腰背的压力；保持良好的产前运动习惯。

(3) 局部热敷：在大腿、小腿处、还有肩膀等处，做局部的热敷，可改善酸麻现象。

(4) 适当运动：很多孕妇常常在早晨起床时，发现手指发麻，无法动弹，此时只要张开双手，做张拳、闭拳的动作，即能恢复。有可能是晚上睡觉时，翻动次数太少，压迫到手脚的神经，导致血液循环不好。如果了解一些按摩知识，还可以每天花点时间，多多按摩酸麻部位。

✳ 孕期湿疹——防治"注意" 5 件事

怀孕后，很多人身上会有"痒痒"的感觉，尤其是潮湿天气，更是奇痒难忍。其实这不是个别现象，很多孕妇都会有类似的情况发生。统计显示，约有5%的女性在怀孕期间会发生湿疹，孕妇湿疹往往发生在怀孕6个月之后或生完小孩后。由于这段时间母亲身体免疫力下降，加上情绪不稳定，容易产生湿疹症状。

防治孕期湿疹，需"注意" 5件事

❶ 讲究个人卫生：孕期湿疹防治，要勤换衣物，保持身体的干净清爽，以免衣物潮湿导致细菌滋生，引发湿疹，尤其是内衣内裤。

❷ 忌接触过敏源：孕妇作为特殊群体，不方便自行用药，因此孕妇治疗湿疹最好先做过敏源检查。一旦发现身边的过敏物质就尽可能排除掉或者规避。

❸ 避免外界刺激物：孕妈妈如果患上湿疹，要尽可能地不抓，不用力摩擦，不用热水肥皂烫洗，避免因摩擦和外界刺激使皮肤发热，更加奇痒难忍使病情加重。

❹ 忌食海鲜等：湿疹发作期，忌食黄鱼、海虾、海鲜等容易引起过敏的食物。此时孕妈妈们可以吃一些清淡去湿的食物，缓和病情。

❺ 忌居家环境潮湿：据中医理论，湿为阴邪，其性重浊下注而缠绵黏滞。家居处于低层，受阳面少，空气潮湿，再加上室内通风欠佳，皮肤容易出现湿疹，尤其是春夏之交的回南潮湿天气，或长夏梅雨季节，或秋季温湿相搏之时。因此要保持室内温度，湿度的适宜，床单、被套、枕巾要经常

换洗，保持清洁，以免居家环境过潮导致细菌病毒孳生，引起孕妇湿疹的发生或加重。

❋ 妊高征——劳逸、防控做到"双结合"

妊娠高血压综合征（简称妊高征）是妊娠期最常见的特有疾病。据调查，大约 9.4% 的孕妇会发生不同程度的妊高征，其中 80% 以上为轻度妊高征，主要表现为高血压、蛋白尿、下肢水肿和体重增加。就其症状表现来看，并不明显，可以无明显症状或仅有轻度头晕。一旦检查得知患上了妊娠高血压综合征，那么，积极有效的生活调理依旧是你的首选，并且做到"两结合"是关键。

1. 劳逸结合：一张一弛

轻度妊娠高血压，一般不需要用药物治疗，这个时候劳逸结合首先要做到的是适当休息，保证充分睡眠；体位上尽量取左侧卧位，有利于维持正常的子宫胎盘血液循环，并具有利尿降低血压的良好效应。

2. 防控结合：预防和控制齐步走

中医主张治未病，这一点，对孕期而言，尤其重要。预防要有针对性，所以，定期检查成了孕期的重要项目；适当补钙，一般从孕 20 周开始补充，可以降低妊高征发病率；不要长时间看电视和泡澡、游泳。

此外，预防妊娠高血压综合征还应注意保暖。在初春、秋、冬季，孕妇更易发生血管痉挛、毛细血管收缩，发生妊娠期高血压疾病和心脑血管等疾病。临床资料表明，经过上述认真的生活调理，绝大多数轻度妊高征患者的病情都能得以缓解，无须特殊用药治疗。个别病情继续进展者可在医师指导下合理用药。

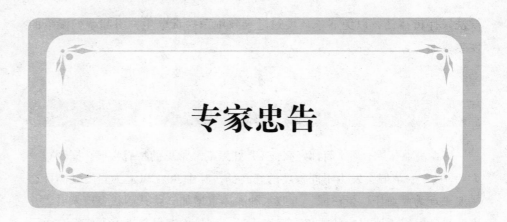

✳ 何时停工：职场孕妈妈"罢工"最佳期

孕妇坚持工作，在健康方面一般不会有问题。但到孕晚期后，要避免上夜班、长期站立、抬重物及颠簸较大的工作。在工作中，要注意劳逸结合，一旦觉得劳累，就要停下来休息。

按照国家规定，育龄妇女可以享受不少于 90 天的产假。这 90 天的产假实际上有 2 周是为产前准备的。因此，怀孕满 38 周的孕妇，可以在家中休息，一方面调整身体，一方面为临产做一些物质上的准备。

当然，如果出现早产、妊娠高血压综合征等异常情况，医师建议休息或住院监护时，孕妇应绝对服从医师的指挥而停止工作。

究竟什么时候停止正常工作好呢？这要因人而异。一般说来，孕妇健康状况良好，一切正常，所从事工作又比较轻松，可以到预产期前 2 周左右再停止工作，有些身体、工作条件好的孕妇即使工作到出现临产征兆也不为晚。但是，若孕妇患有较严重的疾病，或产前检查发现有显著异常，或有重要妊娠并发症，则应提前休息。何时开始要听从医师的意见。

✳ 血糖监控，让孕妈妈避免高血糖危险

由于怀孕时激素的变化，产妇可能发生或发现糖尿病的机会增加。怀孕时的高血糖会导致胎儿过大。足月巨大儿必须行剖宫产才能分娩。糖尿病还可能

导致死胎或畸形。如果发现得早，糖尿病可以很容易地通过控制饮食或是注射胰岛素控制。在孕 24~28 周，你要做一个糖尿病筛查试验。医师会让你喝下含50 克葡萄糖的糖水，喝完后 1 小时抽血检测血液里的血糖值。

妊娠糖尿病的高危人群：高龄生育，生育年龄超过 35 岁的女性；过度肥胖，体重超过 60 千克者；有糖尿病家族遗传史的孕妇；有吸烟史的孕妇；有其他妊娠并发症的孕妇；身材矮小或身高过低者；有异常妊娠史的孕妇。

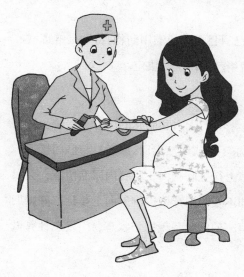

注意事项如下。

❶ 糖筛抽血前 3 天按正常饮食，不需节食，以免影响检查结果。

❷ 从喝完葡萄糖水开始记时 1 小时，然后抽血，抽完静脉血后方可进食。

检查结果如下。

如果 ≥ 7.8 毫摩 / 升（或 140 毫克 / 分升），则说明筛查阳性，需进一步进行 75 克或 100 克葡萄糖耐量试验，以明确有无妊娠糖尿病。

✴ 小病大碍，小心不起眼的小病惹大祸

谁都知道孕期是女性的特殊阶段，但你知道照顾自己吗？你会将那些不起眼儿的小病当回事儿吗？很多人可能都不了了之，但孕妈妈们可知道，小毛病也可能会影响孕妈妈和胎儿的健康，从而酿成大病。

1. 发热：可能引起胎宝宝畸形

怀孕发热首先要找到发热的原因，妊娠早期，孕妈妈体温在 36 ～ 37℃的低热属于正常的生理现象，对妊娠和健康无妨碍，但若是肾炎、病毒性呼吸道感染、急性胃肠炎等所致的发热，就会损害胚胎的正常发育，特别是中枢神经系统。

孕妈妈短时间的低热对胎儿危害不大；长时间发热或高热，不但会使孕妈妈器官功能紊乱，还可能刺激到子宫收缩或引起子宫感染而导致流产。如果细

菌、病毒干扰器官的正常分化和发育，就可能引起胎儿畸形或死亡。

好孕建议

孕妈妈抵抗力较弱，容易感染病毒，应多注意冷暖，随时加减衣服；不去拥挤的环境或空气不洁的公共场所；不接触发热患者包括患儿；平时适当运动、注意营养和休息、勿过劳、居室注意通风。一旦发生长时间高热需征求医师意见决定是否继续妊娠，并尽快对症治疗。

尤其需要注意的是，孕妈妈切勿自己盲目用药或滥用药物，特别是链霉素、庆大霉素等不良反应很大的药物，是否用药须由医师决定。

2. 尿频可能诱发泌尿系疾病

由于妊娠中期以后盆腔瘀血，加上增大的子宫和胎儿的压迫，膀胱会被向上推移而变位，因而有的孕妈妈会有排尿不畅或尿液潴留。尿道口与肛门接近，很容易受大肠埃希菌的污染，如果细菌上行至膀胱内，膀胱内尿潴留液，会很容易引发膀胱炎、尿道炎。这类炎症如不及时治疗可以继发向上蔓延。妊娠期输尿管管壁松弛，也常易发生尿液潴留，使肾盂呈现扩张状态，引发急性肾盂肾炎。

好孕建议

孕妈妈要特别注意提高自己抵抗力，避免过度劳累、营养不良等促使抵抗力下降的因素；注意卫生，如勤换内裤、勤洗外阴等，不用盆浴、坐浴。另外适当运动，多饮水、多休息。

3. 贫血可能引起孕妈妈晕厥

贫血是孕妈妈在妊娠期常见的一种并发症，妊娠后，由于孕妈妈体内对氧的需求量增多，新陈代谢加快，同时子宫中，胎儿、胎盘发育增长使血容量增加。在增加的血液中血浆增加要比红细胞多，因此形成了孕期血液稀释的现象，这属于正常的生理过程，医学上称为生理性贫血，且较多为缺铁性贫血，但长期的贫血，产前检查中如不及时发现和治疗，脑供血不足，血中含氧量不足就容易导致晕倒。同时贫血可造成胎儿营养供应不足，轻者使胎儿发育缓慢，重者可发生早产、胎儿宫内窘迫。

好孕建议

为预防或减轻贫血，在早孕阶段，就应该多吃些流质或半流质食物，如猪肝汤、豆腐、水蒸蛋、蔬菜汤等，少食多餐，多吃营养丰富的食品，千万不能偏食、挑食。口服或肌内注射铁制剂，是预防和纠正缺铁性贫血的有效措施之一，也可选用适宜的中药。若因贫血而昏厥，可在医师指导下谨慎少量多次输血。

4. 失眠可能导致慢性疲劳综合征

孕妈妈如果经常睡不好觉，有时入睡困难，有时睡眠时间短并且多梦，时间久了，就会感到记忆力减退。睡眠本是一种保护性抑制，可以避免机体和大脑过度疲劳，通过睡眠机体和大脑得到休息，功能得到恢复。妊娠期由于内分泌变化，孕妈妈脑功能有轻度失调，精神易兴奋，如果坚持工作，精神容易紧张和疲劳，会出现睡眠障碍，耗伤气血，精力和体力难以恢复就会导致慢性疲劳综合征。

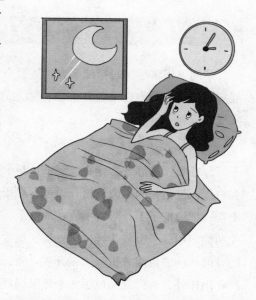

好孕建议

孕妈妈应弄清失眠原因，尽量解除心理负担、消除情绪和脑力劳动的疲劳。睡前采取一些对自己有效的催眠方法，如散步、沐浴、热水泡足等，必要时可加用一些药物。有研究认为，睡前服用钙制剂或喝杯牛奶（其中含钙），有镇静作用，使人睡眠深沉。也有人主张按摩足底涌泉穴，不妨一试。

平时要纠正一些不良的睡眠习惯，养成好的睡眠规律，春、夏天晚睡早起，秋天早睡早起、冬天早睡晚起，睡前尽量让大脑放松，给自己营造一个好的睡眠氛围。

5. 牙病可能引起孕妈妈心脏病

由于孕妈妈体内激素的改变及身体免疫力的降低，牙齿、齿龈容易发生病变，而且妊娠本身也可引起一系列的口腔病变。为什么牙病会引起远离的器官心脏发病呢？病灶学说认为，在牙病变组织中如果有外源性致病微生物感染，感染的微生物或微生物所产生的毒素发生转移，就会引起心脏组织发病。

好孕建议

怎样才能祛除牙病带来的危害呢？首先，孕妈妈要坚持早、晚刷牙，每次进食后要漱口，及时清除口腔内的食物残渣，防止细菌在口内繁殖。并多吃一些鸡蛋、肉类、豆制品，多吃富含维生素的水果，常喝蔬菜汁等，这样不仅可以防止牙病的发生，而且对胎儿牙齿和骨骼发育也有好处。

✳ 心理操，5分钟娱乐自己，胎儿保健康

孕期，很多孕妈妈精神不爽，甚至一反常态出现"小霸王"脾气，如何才能安定情绪，让自己受益并能确保胎儿健康呢？一套"心理操"，让你3分钟实现"双赢"。

第一节：深呼吸

深呼吸安神静气，让心沉下来，是孕期有效的放松方式，它可以调整心理和血压，使紧张的肌肉放松，通过摒除压力感来平静心绪。具体做法，准妈妈坐在一把硬椅子上，双脚平放在地板上，闭上眼睛，手放在腹部以下或腹中胎儿两侧，用鼻子吸气，经过胸、肩，想象着气流吸进了腹部，手指向外扩张，腰背部和胸腔也跟着扩张。张开嘴呼吸，想象着气流从腹部一点一点提升，然后呼出体外，这样就完成了一个呼吸循环。一般这样的练习可持续3分钟。

第二节：重复快乐的词句

医学研究表明，反复诵读一些乐观的词或句子，呼吸会变慢，并更有节奏，思维会集中到声音上，可使人安静、快乐起来。你只要每天花几分钟同胎儿说几句悄悄话，比如"宝贝，我爱你""天气真好"等，对于情绪不稳定的准妈妈来说是一件很快乐的事。

第三节：接受音乐的洗礼

每天花20分钟静静地接受音乐的洗礼，想象音乐正如春风一般拂过你的脸庞，你正沐浴在阳光里。当然，你也可以播放你最喜欢的歌曲，大声地唱出来，你的精神状态一定会达到最佳点。

第四节：与幽默亲密接触

多欣赏喜剧，多看一些幽默、风趣的散文和随笔，孕妈妈还可以收集一些幽默滑稽的照片，每天欣赏一下。笑能把消极的因素转化为积极因素，从而变

成生命的能量。

第五节：美妙的想象之旅

在听音乐时，或者晚上临睡前，甚至在乘车时，孕妈妈都可以放飞想象的翅膀，想象胎儿在"宫中"安然、活泼地生活，他得到了充足的营养，他很满足。也可以与丈夫一起描绘宝宝的未来，他的小脸蛋是如何漂亮可爱，体型是多么健壮完美，你仿佛感觉到了他那柔软的身体，此时母爱定会充满你全身。

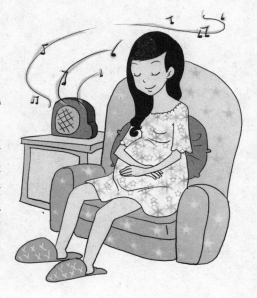

第7章

孕7月
胎儿开始有记忆了

✳ 胎儿变化：女孩阴唇发育，男孩睾丸下垂

身长：身长约 37 厘米。

体重：体重约 1000 克。

发肤：皮肤呈粉红色，头发约半厘米长。

性别：女孩阴唇已发育，男孩的睾丸开始下垂。

其他：肺部的生长速度加快，肺泡的表面活性物质已经形成，但两肺尚未完全成熟。

视网膜层完全形成，能够区分光亮与黑暗。

✳ 孕妈妈变化：腹部、臀部等出现妊娠纹

子宫：子宫继续增大，肌肉变得敏感，稍用力刺激腹部，可能会出现较微弱的收缩。

反应：上腹部也明显凸起胀大，常感到明显的腰背酸痛。

其他：大多数孕妈妈腹部、臀部、大腿及乳房皮肤会出现妊娠纹。

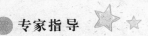

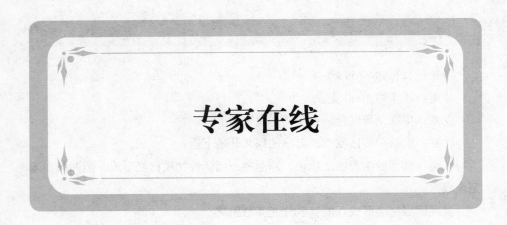

专家在线

✳ 体重管理，体重偏瘦或超重"如何是好"

体重是孕期孕妈妈身体状况的检测指标，超标和偏瘦都会对孕期造成不利影响。研究显示，体重超标或偏瘦可能增加难产、早产甚至流产的危险。因此，为了胎儿以及自己的健康，孕妈妈的体重一定要控制好哦！

1. 偏瘦孕妈妈体重管理法

理想的情况是，体重偏轻的女性在达到正常体重之前最好不要怀孕。体重偏轻的孕妈妈，胎儿相对容易出现体重低的情况。如果这类孕妈妈有挑食的习惯，一般建议要注意饮食均衡，防止营养不良，适当增加钙含量丰富的食物，如牛奶。另外铁含量丰富的食物，如瘦肉、动物血也应适当补充。

研究显示，BMI 值在 18 以下的准妈妈要注意，体重增加在 7 千克以下的话，生下 2500 克低体重儿的概率是平均的 2 倍。宝宝出生体重不满 2500 克的原因有很多种，主要有在怀孕 9 个月以内早产儿生下，和虽满 37 周但没有长到标准大小两种原因。过瘦的妈妈限制营养，会有可能导致以上两种结果。

如果你的体重低于正常标准，尤其是那些偏瘦的女性，如果没有一定的脂肪，生育能力可能就要大打折扣。体重偏瘦的准妈妈在营养饮食的摄入上可以选择高蛋白、高脂肪、高热量的饮食，例如增加优质蛋白质的摄取，如鸡、鸭、鱼、肉类、蛋类及大豆制品，并多吃主食。以及在摄入的量上可以适当增加。

2. 超重孕妈妈体重管理法

偏胖型的孕妈妈要注意防止体重增加过快，否则不仅自身容易患上妊娠期高血压疾病，同时也增加了发生巨大儿的概率。因此，这类孕妈妈首先要控制好自己的饮食，而不是简单地节食。

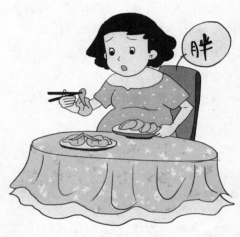

饮食并非少吃就能减肥，如进食的技巧、食物的烹调、外食的选择等，皆是控制体重的关键。同样的营养价值，如果选择热量较低的食物，对体内的胎儿并没有差别，但是对于母亲本身，可是影响很大！

所以，孕妈妈首先要修正饮食观念，例如怀孕要多吃高蛋白质食物，可帮助胎儿的发育，然而在摄食蛋白质食物的同时，也会吃进过多的油脂。例如同样是富含蛋白质的豆干与瘦肉，孕妈妈可能会选择豆干（因为是素的），然而其含油脂量却高于瘦肉。例如吃面包时，常忽略奶油、起酥等所含的油脂。例如水煮青菜，因味道较淡反而添加更多的调味品。

在饮食上诸如此类的陷阱实在不少，营养师建议，所有的食物在烹调时应尽量保持其原始状态，虽然煎、炒、爆、炸的食物比较香，但是用油量相对增加，热量也高；最好是以蒸、煮、烤、炖来烹调食物一样美味，同时需注意的是用量。孕妈妈们可要三思而后"吃"。

✳ 停止性生活，带孕妈妈做一次触诊检查

孕7月以后，孕妈妈的肚子突然膨胀起来，会表现出腰痛、身体懒得动、性欲减退等。加之此阶段胎儿生长迅速，子宫增大很明显，对任何外来刺激都非常敏感。所以，这期间，夫妻间应停止性生活，以免发生意外。若一定要有性生活，必须节制，并注意体位，比如采用丈夫从背后抱住孕妈妈的后侧位方式，以免压迫腹部，减少孕妈妈的运动量。

建议丈夫多些忍耐多些理解，可以不时地温柔拥抱和亲吻，禁止具有强烈刺激的行为。为了不影响孕妈妈和胎儿的健康，夫妻间要学会克制情感，如果

有条件的话，建议这期间最好分睡，以免引起不必要的性刺激。

在定期产前检查中，孕妈妈在本月应进行一项特殊的检查，即触诊。触诊的方法是由孕妈妈腹壁上感觉胎儿的情形，触诊无法了解胎儿头部情形时，医师可能会怀疑胎儿是无脑儿。这时，会进行超声波检查。无脑儿的情形有很多种。例如无头盖症、半脑症及无脑症等。这项检查很重要，可以及时发现胎儿的脑部情况，及时做出处理。所以在产前检查中，一定要认真做此项检查。

最后要提醒的是，阴道分泌物增多，使外阴部经常处于潮湿状态，对皮肤有一定的刺激，而且给细菌的孳生创造了良好的条件。所以，应该经常用温水清洗，保持外阴部的清洁干燥，洗澡应洗淋浴，以减少盆浴的感染机会。洗澡后最好穿棉质、透气好的内裤。

❋ 爱美有度，孕妈妈别束胸别收腹

爱美之心不减，很多孕妈妈铤而走险，束胸还收腹，这不仅是对自己健康的减损，还是对胎宝宝健康的"捆绑"，因此，孕妈妈一定别干"傻事"。

1. 别束胸

随着妊娠月份的增加，乳腺管增殖，乳房也逐渐膨大，这是正常现象，也是未来哺乳婴儿所必要的。有些孕妈妈为了追求体形美，常用胸带紧束胸部。这种做法十分有害。

如果孕妈妈不考虑哺乳问题,而盲目用胸带紧束胸部,则会限制乳房增长。由于束胸压迫乳头，使乳头凹陷，很容易造成乳腺管发育不良，产后乳汁分泌减少，影响哺乳。据了解，有相当一部分年轻的妈妈无奶，不能很好地喂养宝宝，就是因孕期、孕前束胸引起的。同时，束胸还可能造成束胸综合征，即胸壁静脉炎和乳腺炎等。

正确的做法应该是顺其自然。妊娠期孕妈妈乳房增大是哺乳婴儿所必需的。所以，切忌束缚这种正常生理性的增长，这是每个孕妈妈都必须牢记的。

2. 别收腹

有些孕妈妈认为衣服穿得宽大或裤带扎得过松，胎儿会长得过大，难于分娩，或者怕腹部增大不好看。因此，她们除了选紧身的衣服穿之外，还将裤带扎得很紧,或者用宽布带把腹部紧紧扎起来。这种做法不仅会使孕妈妈不舒服,

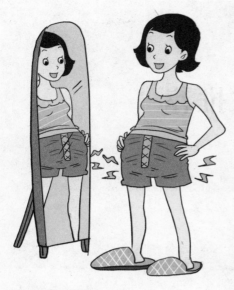

而且还会影响胎儿的生长发育。更为严重的是，妊娠后期会出现垂腹和胎位不正。

我国新生儿体重在 2500～4000 克之间，平均体重为 3200 克左右，男孩比女孩重 20 克左右。一般体重大于 4000 克（或 4500 克）的新生儿称之为巨大儿，小于 2500 克称为低体重儿。胎儿稍大一点，比较健壮，先天发育良好，便于哺育。当然过大，容易发生难产。但是，胎儿体重过轻，虽然分娩容易，但因先天不足，出生后较难喂养，容易患病。因此，胎儿过大过小都有其不利的一面。

所以，孕妈妈如果用扎腰带或布带的方法减小胎儿的体重是不科学的，这不利于胎儿的生长发育。一般无特殊情况，胎儿也不会过大。正确的做法是注意饮食营养，不可吃得过多，才能保证新生儿体重在 3200 克左右。

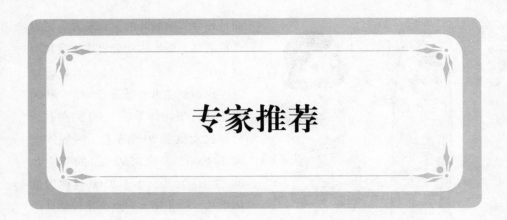

专家推荐

✻ 缺啥补啥：孕7月补充营养孕妈妈吃点啥

孕7月主打营养素：“脑黄金”

作用：保证婴儿大脑和视网膜的正常发育。

DHA、EPA和脑磷脂、卵磷脂等物质合在一起，被称为“脑黄金”。“脑黄金”对于怀孕7个月的孕妈妈来说，具有双重意义。首先，“脑黄金”能预防早产，防止胎儿发育迟缓，增加婴儿出生时的体重。其次，此时的胎儿，神经系统逐渐完善，全身组织尤其是大脑细胞发育速度比孕早期明显加快。而足够“脑黄金”的摄入，能保证胎儿大脑和视网膜的正常发育。

为补充足量的“脑黄金”，孕妈妈可以交替地吃些富含DHA类的物质，如富含天然亚油酸、亚麻酸的核桃、松子、葵花子、杏仁、榛子、花生等坚果类食品，此外还包括海鱼、鱼油等。这些食物富含胎儿大脑细胞发育所需要的必需脂肪酸，有健脑益智的作用。

✻ 饮食推荐：孕7月饮食保健怎么吃

孕7月是孕中期的最后时期，这个时候，各方面情况与前一个月相差不大。首先，不宜多吃动物性脂肪，减少盐的摄入量，忌吃咸菜、咸蛋等盐分高的食品。尤其是水肿明显者更要控制每日盐的摄取量，限制在2~4克，再者，需忌用辛辣调料。

　　日常饮食以清淡为佳，同时，要保证充足、均衡的营养，必须充分摄取蛋白质，适宜吃鱼、瘦肉、牛奶、鸡蛋、豆类等，多吃新鲜蔬菜和水果，适当补充钙元素。此时，胎儿机体和大脑发育速度加快，对脂质及必需脂肪酸的需要增加，必须及时补充。因此，增加烹调所用植物油即豆油、花生油、菜籽油等的量，既可保证孕中期所需的脂质供给，又提供了丰富的必需脂肪酸。孕妇还可吃些花生仁、核桃仁、葵花子仁、芝麻等油脂含量较高的食物，并控制每周体重的增加在 350 克左右，以不超过 500 克为宜。

1. 柑橘

　　推荐用量：每天吃柑橘不应该超过 3 个，总重量在 250 克以内。

　　推荐理由：柑橘品种繁多，最常见的有甜橙、南橘、无核蜜橘等。它们营养丰富、通身是宝。其汁富含柠檬酸、氨基酸、糖类、脂肪、多种维生素、钙、磷、铁等营养成分，是孕妇喜欢吃的食品。现代研究显示，500 克橘子中含有维生素 C 250 毫克，维生素 A 2.7 毫克，维生素 B_1 的含量居水果之冠。柑橘中所含的矿物质以钙为最高，磷的含量也超过大米。此外，柑橘的皮、核、络都是有名的中药。常吃柑橘可以预防坏血病及夜盲症。

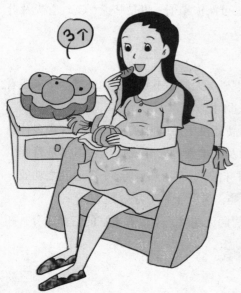

　　柑橘性温味甘，补阳益气，不可多食，过量反于身体无补，还容易引起燥热而使人上火，发生口腔炎、牙周炎、咽喉炎等。一次或者多次食用大量的柑橘后，身体会出现恶心、呕吐症状。

2. 柿子

　　推荐用量：以 1 餐 1 个，1 天最多别超过 2 个为宜。

　　推荐理由：柿子，汁多味甘，是一种物美价廉的水果。现代营养研究认为，每 100 克柿子含糖 20 克、蛋白质 0.7 克、脂肪 0.1 克、碘 49.7 毫克，还富含多种维生素及钾、铁、钙、镁、磷等，其矿物质的含量超过苹果、梨、桃等水果。柿子性寒，有清热、润肺、生津、止渴、镇咳、祛痰等功效，适用于治疗高血压、慢性支气管炎、动脉硬化、痔便血、大便秘结等症。其营养及药用价值均适宜孕妇适量食用。尤其是妊娠高血压综合征的孕妇可以"一吃两得"。

柿子虽然有很好的营养及医疗作用，它也有不足之处。柿子有涩味，吃多了会感到口涩舌麻，收敛作用很强，会引起大便干燥。遇酸可以凝集成块，与蛋白质结合后产生沉淀。因此，不宜多吃。吃柿子应该点到为止，以1餐1个为宜。

3. 秋梨

推荐用量：每天1个。将生梨去核后塞入冰糖10克、贝母5克、水适量，文火炖熟，服汤吃梨，可防治外感风寒、咳嗽多痰等疾病。

推荐理由：梨被誉为"百果之宗"，是我国最古老的水果之一。它质脆多汁，清甜爽口，醇香宜人。其性甘寒微酸，有清热利尿、润喉降压、清心润肺、镇咳祛痰、止渴生津的作用，可治疗妊娠水肿及妊娠高血压。它还具有镇静安神、养心保肝、消炎镇痛等功效，有防治肺部感染及肝炎的作用。常吃炖熟的梨，能增加口中津液，防止口干唇燥，不仅可保护嗓子，也是肺炎、支气管炎及肝炎的食疗佳品。

4. 无花果

推荐用量：无花果有很多品种，大概1天最多不要超过300克。干果或者果干之内的零食，每天吃最好不要超过1把。

推荐理由：无花果的果实无论鲜品还是干品均味美可口。它富含多种氨基酸、有机酸、镁、锰、铜、锌、硼及维生素等营养成分。它不仅是营养价值高的水果，而且是一味良药。它性甘味酸平，有清热解毒、止泻通乳之功效，尤其对于痔便血、脾虚腹泻、咽喉疼痛、乳汁干枯等疗效显著。

孕妇最容易患痔。孕妇宜常吃适量的无花果，不仅有丰富的营养成分，还能够治疗痔及通乳。

❋ 香蕉奶糖：控制体重，吃对是上上之选

香蕉可以快速地提供能量，研究显示，香蕉果肉营养价值颇高，每100克果肉含糖类20克、蛋白质1.2克、脂肪0.6克；此外，还含多种微量元素和维生素。其中维生素A能促进生长，增强对疾病的抵抗力，是维持正常的生殖力和视力所必需，而且在你被呕吐困扰的时候，很容易为你的胃所接受。你可

以把它切成片放进麦片粥里，也可以和牛奶、全麦面包一起做早餐。

推荐美食：香蕉奶糖。

原料：香蕉 1 根，鲜奶 1 袋，冰块少许，白糖 1 勺。

做法：香蕉去皮后切段，与鲜奶、冰块、白糖一同放入搅拌机中搅打至烂即可。

功效：本品增加饱腹感，是孕妈妈好吃不胖的点心佳食。

❋ 长胎不长肉：孕期进补必知四大注意事项

孕期进补过多会造成脂肪堆积，体重增加过大，严重影响自己的健康，所以，长胎不长肉，是孕妈盼望的状态，但很多孕妈妈不想亏待肚子里的胎儿，经常会纠结孕期吃什么进补。

研究显示，孕妈妈在整个妊娠期增加的最佳体重是 11～12 千克，这是最理想最健康的。造成孕妈妈体重增长的因素有羊水、胎盘、胎儿、增大的乳腺和子宫，为将来哺乳做的脂肪储备等。所以，这个时候孕妈妈进补有四大注意事项要注意。

注意 1：根据体质进补

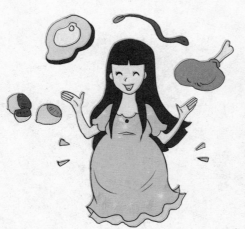

孕期很多进补的孕妈妈会选择吃羊肉、牛肉、黄鳝、板栗等，这些食物有温阳益气的作用，但是对于阴虚体质的孕妈妈不合适，这个时候可选择海参、百合、银耳、甲鱼等对阴虚有帮助的食物。所以，孕期饮食在选择偏温性或偏凉性的食物时，应当注意一下体质属性。

注意 2：重在营养平衡

孕期进补重在营养平衡，配方合理。不少孕妈妈在怀孕之后由于妊娠反应，或者原本就比较挑食，所以在孕期这也不吃，那也不吃，造成的后果就是孕妈妈补充的营养物质过于单一，不仅影响自己的健康，还不利于胎儿的发育成长。

注意 3：食补优于药补

不论广告上的代言人说得多么诱人，孕妈妈也必须谨记：食补是最好的营养法则。那些听说去大补特补的食物，往往经过层层的加工，到消费者手上的时候已经接近于零了。因此，孕妈妈无须花冤枉钱购买大量的补药。

注意 4：适当活动瘦下来

由于胎儿在孕妈妈体内会不断长大，而孕期只重视进补，而缺乏适当的户外孕期运动，所以，孕期发福成了许多孕妈妈不愿意看到的结果。怎么办呢？大胆克服身体的某些不舒适感，积极参加户外活动。比如，每日早上起床后和晚饭后可进行散步，散步的时间和距离以自己的感觉来调整，以不觉劳累为宜。散步时不要走得太急，要慢慢地走，以免对身体震动太大或造成疲劳，在妊娠早期和晚期要格外注意。

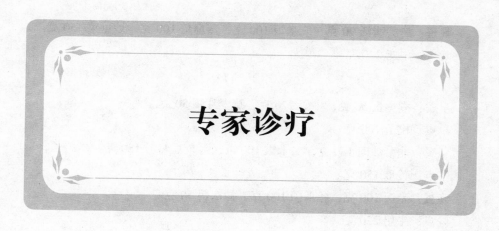

专家诊疗

✳ 妊娠糖尿病——摸清底细，吃好一日三餐

什么是妊娠糖尿病？妊娠前已有糖尿病的患者妊娠，称糖尿病合并妊娠；另一种为妊娠前糖代谢正常或有潜在糖耐量减退，妊娠期才出现糖尿病，称为妊娠期糖尿病。研究显示，妊娠糖尿病的发生率为1%~3%。筛检的方法是在怀孕24~28周时，喝100克糖水，1小时后验血糖，若血糖数值超过标准，则需进一步做耐糖测试。

该怎么吃呢？一般而言，妊娠糖尿病孕妈妈和一般怀孕妈妈一样，热量、蛋白质、钙质、铁质、叶酸、B族维生素等，都不可少。只是在餐次上需特别注意，要少量多餐，并注意质与量的分配，如此可使血糖较平稳。在水果方面，要限量，并尽量不选用果汁。当便秘时，也可选一些含纤维素较多的蔬菜水果，如竹笋、芥兰菜、韭菜、韭菜花等，而米饭也可以加糙米、胚芽米、燕麦片等，所以，妊娠糖尿病孕妈妈并不是什么都不能吃，也和一般孕妈妈一样有很多食物可以吃。

妊娠期糖尿病孕妈妈日常一日三餐食疗可参考如下。

经典食谱1

早餐：煮鸡蛋50克，牛奶220克，麦麸面包60克。

早点：花卷30克。

午餐：米饭100克，黑木耳烩豆腐70克，萝卜丝汤150克，青豆虾仁70克。

午点：橙子150克。

晚餐：鲜蘑清汤 90 克，二米饭 100 克，蒸扁鱼 100 克，炒苋菜 150 克。

晚点：牛奶 220 克。

经典食谱 2

早餐：煮鸡蛋 50 克，牛奶 220 克，燕麦片粥 50 克。

早点：桃子 100 克。

午餐：韭菜炒肉 180 克，二米饭 100 饭，鲫鱼豆腐汤 180 克。

午点：黄瓜 150 克。

晚餐：米饭 100 克，冬瓜汤 100 克，盐水鸭 50 克。

晚点：牛奶 220 克。

经典食谱 3

早餐：煮鸡蛋 50 克，小米粥 50 克，牛奶 220 克。

早点：豆腐脑 250 克。

午餐：拌黄瓜 80 克，炒绿豆芽 200 克，二米饭 100 克，蒸扁鱼 100 克，虾皮菜秧榨菜汤 150 克。

午点：梨 100 克。

晚餐：青椒肉丝 130 克，芹菜炒肉 130 克，二米饭 100 克，三丝紫菜汤 110 克。

晚点：西红柿 150 克。

经典食谱 4

早餐：豆腐脑 250 克，杂粮馒头 50 克，水煮鸡蛋 1 个 (50 克)。

早点：苏打饼干 25 克。

午餐：盐水河虾 100 克，木耳炒白菜 190 克，虾皮冬瓜汤 100 克，荞麦面条 100 克。

午点：黄瓜汁 150 克。

晚餐：青椒肉丝 130 克，丝瓜鸡蛋汤 100 克，芹菜拌海米 110 克，二米饭 (稻米和小米)100 克。

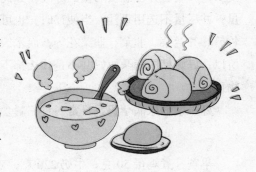

晚点：牛奶 220 克。

经典食谱 5

早餐：卤蛋 50 克，豆浆 200 克，麦麸面包 50 克。

早点：柚子 150 克。

午餐：二米饭 100 克,丝瓜鸡蛋汤 100 克,白斩鸡 50 克,苦瓜炒肉丝 125 克。

午点：小花卷 30 克，西红柿 150 克。

晚餐：二米饭 100 克,小白菜汤 120 克,凉拌海带 100 克,洋葱炒鳝丝 150 克。

晚点：牛奶 220 克。

经典食谱 6

早餐：牛奶 220 克，蒸鸡蛋羹 50 克，杂粮馒头 50 克。

早点：咸切片面包。

午餐：炒苋菜 150 克,冬瓜肉片汤 125 克,莴笋炒肉片 125 克,二米饭 100 克。

午点：黄瓜 150 克。

晚餐：红烧豆腐 50 克，清蒸鱼 100 克，蔬菜水饺 200 克。

晚点：西红柿 150 克。

经典食谱 7

早餐：煮鸡蛋 50 克，豆浆 200 克，煮玉米棒 100 克。

早点：咸切片面包 25 克，西红柿 150 克。

午餐：盐水河虾 100 克，二米饭 100 克，小白菜豆腐汤 150 克，蒜泥空心菜 150 克。

午点：猕猴桃 150 克。

晚餐：炝莴笋 150 克,红烧清鱼 100 克,萝卜丝汤 175 克,荞麦面条 100 克。

晚点：牛奶 200 克。

经典食谱 8

早餐：煮鸡蛋 50 克，花卷 50 克，拌黄瓜 80 克。

早点：咸切片面包 50 克。

午餐：清蒸鲈鱼 100 克,二米饭 100 克,冬瓜汤 110 克,菜花炒胡萝卜 150 克。

午点：桃子 200 克。

晚餐：煎饼 50 克，炒青菜 150 克，芹菜拌虾仁 130 克，烧鳝段 80 克，荞麦粥 50 克。

晚点：牛奶 220 克。

✳ 外阴瘙痒——如何应对难言之隐

　　孕期的外阴瘙痒，有的是精神因素引起的，有的是外界刺激引起的，更多的则是由于阴道分泌物增多，局部潮湿刺激所致。所以，不同原因应区别对待。

　　(1) 阴道炎症：外阴瘙痒是菌性阴道炎、滴虫性阴道炎等疾病的主要症状。

　　在孕早期时，由于胎儿正处于器官发育形成的重要时期，此时多不主张孕妈妈使用栓剂和口服药，若症状较轻，最好先选择一些中药洗剂改善一下瘙痒症状。这里要注意一点的是，私密处需要经常清洁去污，但并不是洗得越勤越好。过度的清洁会摧毁皮肤表面上保护膜，从而使其变得干燥不适，乃至瘙痒。正确的方法是1天1次即可。洗的时候最好用温水冲洗，如果无淋浴条件，可以用盆代替，但要专盆专用。洗涤之前，先洗净双手，然后从前向后清洗外阴，再洗大、小阴唇，后洗肛门四面及肛门。清洗的时候，用净水即可，如果要用清洁液，建议使用能够去污灭菌的保健性洁阴用品。

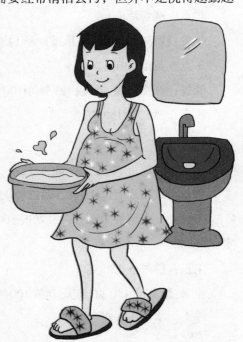

　　此外，孕妈妈在孕期要养成良好的个人生活卫生习惯，这样才能有效预防外阴瘙痒。

　　(2) 外界刺激：孕妈妈由于汗水过多、潮湿、浸渍，可引起瘙痒；穿质地较硬的内裤或有的孕妈妈对某些化纤的内裤过敏也会引起瘙痒。

　　这种外界刺激，只要仔细找出原因，便可以断绝外界刺激而得到解决。例如内裤要用质地柔软并有吸汗作用的棉布，每天用清水清洗外阴。

　　(3) 精神因素：研究证明，女性在怀孕之后，由于生活有了某些改变，如性交的减少或中断、对妊娠的恐惧心理、失眠等常会引起外阴瘙痒。

　　在饮食上应注意不吃辛辣刺激性食物，如辣椒、姜、蒜、油炸食品、五香粉、胡椒等。

　　另外，还可用中药苦参 30 克，蛇床子 15 克，防风 10 克，野菊花 20 克，煲水熏洗外阴，有较好的疗效。

✳ 腹胀——去肿消胀，3招轻松保健康

　　孕期腹胀不是病，但由此所伴发的食欲缺乏、便秘等，不仅让孕期多了不适，还会造成孕妈妈的心理压力，出现失眠不寐、作息失调等，是不可小觑的孕期烦恼。怎么办呢？找对原因，孕妈妈可以从饮食注意、加强运动等方面着手，轻松告别胀气的不适。

　　那么，孕期腹胀是什么原因造成的呢？据研究，引起孕期腹胀的原因很多，在怀孕初期，由于孕激素的产生，会使胃肠道的平滑肌松弛、蠕动无力，容易让酸性的胃内容物反流至食管下方，再加上胃排空的时间延长，当食物滞留肠道的时间延长，在细菌作用下发生腐败与发酵，此时就会产生大量气体，使孕妇产生饱胀感。

好孕建议

　　(1) 少量多餐：孕期腹胀是常见现象，而要有效舒缓胀气，改变饮食的习惯是首要之务。少吃甚至不吃肯定行不通，所以，建议孕妈妈采用少量多餐的进食原则，从每日三餐的习惯，改至一天吃六至八餐，以减少每餐的分量，除了控制蛋白质和脂肪摄入量，日常饮食避免甜食，以清淡食物为主，并可吃苏打饼干、高纤饼干等中和胃酸。烹调时添加一些大蒜和姜片，以减少腹胀气体的产生。

　　除了用餐量减少，用餐次数增加之外，还应避免吃易产气的食物，例如豆类、蛋类及其制品、油炸食物、马铃薯等，太甜或太酸的食物、辛辣刺激的食物等。

　　(2) 轻柔按摩：如果腹胀难受时，可采取简单的按摩方法舒缓，准爸爸帮助按摩有特殊的慰藉效果。具体手法是，先温热手掌，然后采用顺时针方向从右上腹部开始，接着以左上、左下、右下的顺序循环按摩 10~20 圈，每天可进行 2~3 次。要注意按摩时力度不要过大，并稍微避开腹部中央的子宫位置。此外，用餐后也不适宜立刻按摩。另外，在按摩时可略加一点点的薄荷精油，也能适度舒缓胀气或便秘的症状。

　　(3) 和缓运动：除了饮食、按摩之外，为了减轻孕期腹胀，孕妇应适当增

加每天的活动量，不做剧烈运动，每天饭后散步是最佳的活动方式。建议孕妇可于饭后，到外面散步 20~30 分钟，可帮助排便和排气。

✳ 头晕——弄清原因，综合调治是关键

自从怀孕后，好好的就头晕，这到底是怎么回事儿呢？一般而言，孕期头晕在不同时期有不同的原因：孕早期时，由于妊娠使孕妇全身出现不同程度的生理变化，机体如不能适应，就会出现多种多样的症状，头晕眼花就是其中之一。这种头晕多无不良后果，也可自然消失；到孕中期时，主要是因为妊娠后，为适应胎儿的生长需要，孕妇血容量增加，血液相对就稀释了，形成生理性贫血，此时应定期检查血常规，如贫血严重则需要口服抗贫血药予以纠正。

孕期头痛头晕综合治疗是关键。

(1) 清淡食物：在饮食方面，多吃点清淡的、新鲜的蔬菜和水果，不要因为怀孕就刻意地吃大鱼大肉，只要注意均衡的营养就可以了。另外，为防止脱水，白天应该多喝水，每晚保证至少有 8 小时的睡眠。

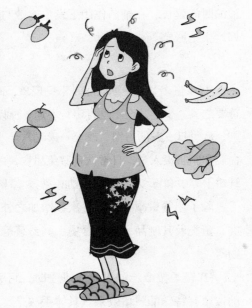

(2) 对症用药：头痛的时候，可以在头上敷热毛巾，能有效缓解头痛。此外，还可以针对不同的情况，遵照医嘱采取不同的药物治疗手法。

肝阳上亢型：表现为眩晕耳鸣，头痛且涨，每遇烦劳或恼怒加重，面色潮红，烦躁易怒，少寐多梦，口苦，舌质红，苔黄，脉弦数或弦细数等，常用天麻钩藤饮加减。此类型孕妇平素即常有头晕合并有高血压等症状，生活紧张，工作压力大，颈部常僵硬。

脾虚肝旺型：表现为眩晕而见头重如裹，面浮肢肿，胸闷恶心，四肢倦怠，食少多寐，舌苔白腻，脉濡缓等症状，可采用六君子汤加桑叶、钩藤、白芍等加减。此类型孕妇常略有神经质，凡事要求完美，心理负担大，偶有腹泻。

气血亏虚型：表现为动则眩晕加剧，劳累即发，心悸，倦怠神疲懒言，不欲饮食，舌淡，脉细弱等症状，可用归脾汤或八珍汤化裁。此类孕妇平时即有高血压偏低、经来量少、头晕频发等现象。

(3) 放松心情：首先，不管是在孕前检查，还是孕早期检查的时候，都要有一个平静的心态，了解怀孕、分娩是一个自然的过程，不要紧张。同时要学会放松的小技巧，如购买一些孕妇杂志、书籍来看；也可以听一些适合孕妇的音乐，对于调节自己的自主神经都有一定的好处。

如果症状不太明显，也可用人参、菊花、白术、黄芩适量泡茶饮用，亦可稍微缓解。当然，放松情绪，适度运动，都有助于改善怀孕后头晕。

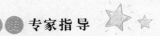

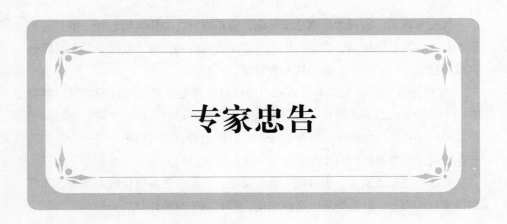

专家忠告

✳ 漂亮孕妈妈，祛斑作战紧抓"三大要点"

很多孕妈妈在怀孕 3 个月之后，脸上都会出现黄褐斑，被老公笑称为"斑点孕妈妈"。美丽是女人的第二生命，这对孕妈妈来说，是莫大的打击，甚至有孕妈妈会担心，自己以后的形象会毁于一旦了。

其实，黄褐斑的产生，一般是在怀孕 28 周左右，是因为组织细胞间的微细循环淤阻，细胞溶解死亡，黑色素增多形成色斑沉着所造成的。由于人们脸部的表皮层最薄，毛细血管最丰富，也最容易产生色素沉着，当黑色素颗粒在皮肤表层的积累越来越多时，就会产生斑点。

再者，怀孕之后孕妈妈身体免疫力下降，对外部刺激的抵抗力也下降，在激素分泌变化的影响下，色素沉着从而产生黄褐斑。孕期是肌肤最敏感的时期，如若日晒时间过长，也会导致色斑、雀斑、妊娠性黄褐斑等产生，让原本美丽的脸蛋暂时打折。如何"祛斑作战"，抓住三大要点．

1. 睡觉——保证美容觉的时间

会睡的女人美到老，这是因为晚上 12 时至凌晨 2 时是人体自动美容时间，如果这段时间孕妈妈休息不好会严重影响皮肤的健康，促进黄褐斑的形成与加重。此外，孕妈妈应该保持孕期好心情，而适当的运动是促进体内新陈代谢物和毒素排出的重要途径。

2. 饮食——多吃一些碱性食物

每个人的体液都呈现弱碱性，若孕妈妈摄入的酸性食物与碱性食物不均衡,血液会倾向酸性,促进皮肤色素斑的形成。因此,孕妈妈应多吃新鲜蔬果、食用菌等碱性食物,以保持体液弱碱良性状态,防止和淡化色斑。

3. 美白——严禁漂白或用美白霜

孕期的祛斑护理,切忌滥用含有皮质类固醇激素的外用药,这是一种饮鸩止渴的做法,虽然早期可以抑制黑色素细胞分泌,但停止使用后各类斑点仍会再次复发,甚至加重。在市场上常见的激光、冷冻、电灼等方法祛斑也应慎重。

※ 不做黄脸婆,孕期吃对食物做对面膜

"黄脸婆"对女性而言,是一种无法接纳的称号,是对自身美丽的毁灭性否定,但无可否认,怀孕后,有一部分孕妈妈会因为妊娠后体内黑色细胞刺激素增多,刺激黑色素细胞,导致脸部出现发黄的情况,随着妊娠时间的增加,孕妈妈免疫力降低,对外部刺激的抵抗力减弱,肌肤容易受到损伤。因此,"黄脸婆"的现象愈发的严重。那么,孕妈妈就一定要当"黄脸婆"吗?其实不然。

为了达到防斑治斑的目的,生活调理与面膜治疗应当并驾齐驱。生活上主要是要从吃抓起。孕妇要切忌吃油腻的食物,烹调方法也应注意,尽量避免煎炸,以免"上火",加重内分泌的失衡。

1. 吃对食物

(1)猕猴桃

好孕建议

猕猴桃被喻为"水果金矿"。含有丰富的食物纤维、维生素 C、维生素 B、维生素 D、钙、磷、钾等微量元素和矿物质。猕猴桃中的维生素 C 能有效抑制皮肤内多巴醌的氧化作用,使皮肤中深色氧化型色素转化为还原型浅色素,干扰黑色素的形成,预防色素沉淀,保持皮肤白皙。

注意:脾胃虚寒的孕妈妈不可多吃,容易腹泻。

(2)西红柿

好孕建议

西红柿具有保养皮肤、消除雀斑的功效。它丰富的番茄红素、维生素 C 是抑制黑色素形成的最好武器。有实验证明,常吃西红柿可以有效减少黑色素形成。每天用 1 杯西红柿汁加微量鱼肝油饮用,能令准妈妈面色红润;准妈妈

还可先将面部清洗干净，然后用西红柿汁敷面，15~20分钟后再用清水洗净。对治疗黄褐斑有很好的疗效。

注意：西红柿性寒，如果空腹食用容易造成腹痛。

（3）柠檬

好孕建议

柠檬也是抗斑美容水果。柠檬中所含的枸橼酸能有效防止皮肤色素沉着。使用柠檬制成的沐浴剂洗澡能使皮肤滋润光滑。

注意：柠檬极酸，多吃会损伤牙齿。

（4）各类新鲜蔬菜

好孕建议

各类新鲜蔬菜含有丰富维生素C，具有消褪色素作用。其代表有：西红柿、土豆、卷心菜、花菜；瓜菜中的冬瓜、丝瓜，准妈妈也要多多享用，它们也具有非同一般的美白功效。

注意：豆制品和动物肝脏等这些食品对消除黄褐斑有一定的辅助作用。

（5）黄豆

好孕建议

大豆中所富含的维生素E能够破坏自由基的化学活性，不仅能抑制皮肤衰老，更能防止色素沉着于皮肤。

推荐：大豆甜汤。黄豆、绿豆、赤豆各100克洗净浸泡后混合捣汁，加入适量清水煮沸，用白糖调味做成饮服。每日3次对消除黄褐斑很有功效。

（6）牛奶

好孕建议

牛奶有改善皮肤细胞活性，延缓皮肤衰老，增强皮肤张力，刺激皮肤新陈代谢、保持皮肤润泽细嫩的作用。

推荐：桃仁牛奶芝麻糊。核桃仁30克，牛奶300毫升，豆浆200毫升，黑芝麻20克。先将核桃仁、黑芝麻放小磨中磨碎，与牛奶、豆浆调匀，放入锅中煮沸，再加白糖适量，每日早、晚各吃1小碗。

（7）带谷皮类食物

好孕建议

随着体内过氧化物质逐渐增多，极易诱发黑色素沉淀。谷皮类食物中的维生素E，能有效抑制过氧化脂质产生，从而起到干扰黑色素沉淀的作用。

推荐：猪肾薏苡仁粥。猪肾1对，洗净、切碎，与去皮切碎的山药100克，粳米 200 克，薏苡仁 50 克加水适量，用小火煮成粥，加调料调味分顿吃，具有补肾益肤功效。

2. 做对面膜

（1）蜂蜜双仁面膜

功效：冬瓜仁内含脂肪油酸、瓜胺酸等成分，有淡斑的功效。桃仁有丰富的维生素 E、维生素 B_6，不仅帮助肌肤抗氧化，还能减少紫外线的伤害。蜂蜜的保湿效果，让面膜的效果更好。

方法：将冬瓜子仁、桃仁晒干后磨成细粉，加入适量蜂蜜混合成黏稠的膏状。每晚睡觉前涂在斑点上，第二天早晨洗净。敷 3 周后，斑点会逐渐变淡。治疗时要注意防晒。

（2）红酒蜂蜜面膜

功效：红酒中的葡萄酒酸就是果酸，能够促进角质新陈代谢，淡化色素，让皮肤更白皙、光滑。蜂蜜具有保湿和滋养的功能。容易对乙醇过敏的人，要加以注意。

方法：将 1 小杯红酒加 2~3 匙蜂蜜调至浓稠的状态后，均匀地敷在脸上，八分干之后，用温水冲洗干净。

※ 私处糯变化，巧妙应对解决难言之隐

对孕妈妈来说，由于孕激素、胎儿发育等原因引起身体的变化，明显加重了孕期生活的不便。尤其是在私密处的变化，大部分孕妈妈只是听取身边过来人的说法来应对，不能及时发现身体及胎儿的状况，也常会因此而贻误最佳治疗时机。

1. 孕期分泌物增多

根据怀孕的继续，在中后期开始，孕妈妈私处的分泌物会出现明显的变化。这一时期，孕妈妈往往不清楚这些变化是否正常，就觉得难以开口。可以肯定的是，怀孕之后，孕妈妈分泌物都会增加，而且其中水分增多，黏性增大。引起分泌物的这种变化，是因为孕酮增加，新陈代谢也会更加活跃而引起的。到了孕晚期，孕妈妈的身体为了给宝宝的出生做好润滑准备，阴道的分泌物也会随之增加。应对措施如下。

（1）谨慎判断：阴道分泌物增多也有异常的情况。比如分泌物颜色变为

浓黄色，并且伴有瘙痒、疼痛等感觉的时候，就很有可能是阴部已经感染阴道炎。当孕妈妈发现自己出现这种情况时，必须去医院进行分泌物检查，并根据医师的建议选择治疗方案。

（2）使用护垫：俗话说，水来土掩。当分泌物增加而导致孕妈妈身体不适时，孕妈妈可以选择具有吸收效果的护垫，以确保阴部干爽。由于护垫的透气性差，孕妈妈应该注意使用的时间，并且勤于更换，避免感染。

（3）勤于清洁：孕期皮肤会变得敏感，阴部尤其如此，所以，建议孕妈妈可以每天用温水进行清洁，但要注意的是，清洗的时候一定要避免使用肥皂及妇炎洁之类的洗液，以免消灭了阴部的益生菌，反而降低了孕妈妈的抵抗力。

2. 阴道出血

怀孕 12 周之内至怀孕 7 月之后，孕妈妈的阴道有可能出现出血现象。阴道出血是否正常不能一概而论，需要孕妈妈根据出血的颜色、量的大小以及伴随的症状来判断孕妈妈及胎儿的安全。

（1）如果阴道出血只是偶尔一两次，是否有外在因素导致出血，比如看看近期是否有过性生活，如果出血是反复多次并且伴有疼痛现象，就有可能是宫颈糜烂等原因，严重者还有可能是先兆早产、宫外孕等原因。

（2）根据出血的颜色以及出血量来判断。如果出血的颜色为粉红色，一般出血量较少，对孕妇和胎儿并没有过大的影响；如果出血的颜色为褐色，如同月经开始或者结束时的出血，说明是陈旧性出血，应该告知产检医师并查找原因。如果阴道流出的血是鲜红色的，那么孕妈妈就应该警惕了，这可是胎儿发生异常的先兆，应该立即就医。

应对措施：首先，孕妈妈应保证自我心态良好，保证充足的休息，用良好的心态去面对所有问题。但毕竟出血的地方比较私密，所以孕妈妈一旦发现问题，而且原因不明，那么，就应及时联系医师进行检查。

3. 尿频、尿失禁

进入孕晚期，孕妈妈会出现尿频现象，这是胎儿入盆后的表现。此时，泌尿器官与骨盆支撑器官不断受到子宫内胎儿的挤压，使得孕妈妈更难憋尿了。应对措施如下。

（1）控制水分：尿频，适当控制水分是首选。孕妈妈需要水分补充，但也不宜过量。尤其是夜晚饮水，尿频会引起孕妈妈的失眠，因此，孕妈妈要注意控制水分的摄入，尽量晚上睡觉前不饮水。

（2）注意保暖：保暖也能缓解尿频，这是因为身体处于低温状态时，膀胱的肌肉会由于刺激而收缩，更容易引起尿频现象。因此，孕妈妈们穿衣服也要看天气，切忌为了美丽而失了温度，失了健康。

（3）用纸尿片：很多坚持上班的孕妈妈如果尿频，可以用成人纸尿片。工作时间或者工作业务洽谈等，都可用纸尿片帮忙。

4. 排便不畅

排便不畅，并不仅指排不出便便，就连排便困难或者总是感觉没有排干净，都有可能是排便不畅。究其原因，主要有以下两个方面。

（1）生理原因：怀孕期间，孕妈妈的肠胃蠕动能力及肌肉张力都会减弱，食物在消化的过程中，长时间逗留在肠道内，其中的水分也就被细胞壁重新吸收，导致排便不畅产生。

（2）习惯原因：有些孕妈妈在孕期口味大变，爱吃重口味及其他高脂肪少纤维的食物，再加上孕期的运动明显减少，也会让孕妈妈出现排便不畅的现象。

应对措施：孕期排便不畅预防重于治疗，最主要的是合理安排饮食，多吃蔬菜水果及牛奶，保持轻松的心态，每天早晨定时排便，同时，适当增加孕妈妈的运动量，一般在早餐后进行45分钟的运动。

第8章

孕8月
各器官发育趋完善

✻ 胎儿变化：感觉器官已经发育成熟

身长：身长约 40 厘米。

体重：体重约 1700 克。

器官：胎儿的感觉器官已经发育成熟，能够自行调节体温和呼吸。

其他：皮肤呈深红色，大脑增大。在宫内的位置大多数转成头部朝下，位于孕妈妈的骨盆入口处即头位。

✻ 孕妈妈变化：会出现腰背痛、静脉曲张等症

子宫：子宫迅速增大，腹部隆起极为明显。

反应：因子宫的压迫，会有明显的呼吸困难、胸闷气短以及胃痛和心口堵。

其他：容易感到疲劳，还会出现腰背痛、静脉曲张等症状。

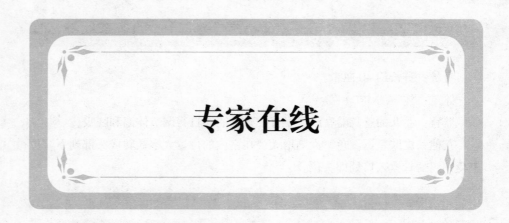

专家在线

✳ 难产，如何跨过心理上的"槛"

难产是很多人孕期都担心的问题，统计显示，分娩的顺利与否，与分娩过程中的产力、产道、产妇心理以及胎儿状况有直接的关系，而其中，任何一个因素出现问题，都有可能造成难产悲剧的发生。

(1) 产力：所谓的产力最主要的是子宫肌肉的收缩力量，它可以把胎儿和胎盘等自子宫内逼出来。正常的宫缩有一定的节律性，并且临近分娩时逐渐增强，注意宫缩不是越强越好，过弱或过强都有可能造成难产。

(2) 产道：很明显，产道是指胎儿娩出的"通道"，它主要是由孕妇的骨盆大小以及形状所决定的，当然孕妇的软产道也很重要，两者中有任何一种异常，都会造成难产。所以孕期一定要做好产前检查，以便医师及时发现问题，正确选择分娩方式。一旦发现产道有问题，一定要提前入院，择期进行剖宫术。

(3) 产妇心理：分娩之时，产妇面临着多种"挑战"，如果没有充分的心理准备，就会出现过度恐惧，不能很好配合医师的情况，也会造成难产。

(4) 胎儿情况：除了以上原因之外，胎儿在分娩中的自身"表现"也很重要。如果胎儿得到的营养过多，生长过大，或者出现了如臀位、横位等位置不正常的情况，就会影响正常的分娩过程，导致难产的发生。

基于上面的原因，为了避免难产，我们就一定要做好预防，才能轻松跨过难产这道"槛"。胎儿本身造成的问题是难产的主要原因，通常情况下，胎儿的平均体重为 3300 ～ 3400 克，太大的胎儿易造成产道的破裂及增加难

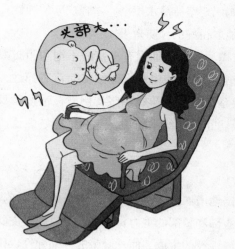

产的机会。最常见的情形是胎儿的头部太大，从超声波测量胎儿间顶距 (BPD) 可知头部大小。若 BPD 超过 10 厘米，生产是比较困难的；超过 10.5 厘米，阴道生产几乎不可能。所以，孕妈妈千万不要以"提供胎儿营养"为理由而对饮食毫无节制！此外，还要注意从孕妈妈因素、胎儿因素把握以下两点。

1. 孕妇因素

首先发现并控制妊娠糖尿病，因为良好的血糖控制可以降低产生巨婴、发生难产的机会；再者，控制好产道因素，尤其是防止骨盆腔肿瘤及产道肿瘤。

2. 胎儿因素

控制体重，以保证胎儿健康生长，防止巨大儿的出现；再者，做好超声波检查：及时发现胎儿异常，如胎位异常及胎儿过重等情况，以便采取适当的对策。通常情况下，除非孕妈妈有严重的内科疾病、胎儿发育过大、胎位不正 (如横位、臀位)、胎盘位于宫口处 (前置胎盘)、骨盆明显狭窄和形态上的畸形等几种情况下要进行剖宫产，一般提倡自然生产。

❋ 消灭妊娠纹，按摩、托腹带为你解忧

进入孕晚期，马上就要当妈妈了。但是，"妊娠纹"也给孕期留下了痛。那么，如何预防妊娠纹。

1. 按摩消除妊娠纹

按摩增强皮肤的弹性，同时配合防护产品的使用，不仅让按摩更容易进行，而且可以起到滋润肌肤、避免过度拉伸的作用，还可以有效预防妊娠纹的生成或淡化已形成的细纹。

孕妈妈沐浴后，可以用毛巾对腹部、腿部进行轻轻地揉洗，再将牛奶涂在肚皮上，用双手从里向外揉，十几分钟后洗净。再使用防护妊娠纹按摩油，按

顺时针方向轻揉十几分钟。另外，孕妈妈要坚持冷水擦浴，增强皮肤的弹性。孕妈妈一定不要怕麻烦，要坚持，才能取得好的预防效果。

如果是时尚辣妈，还可以涂抹橄榄油。橄榄油含有丰富的不饱和脂肪酸及维生素 E，可被皮肤吸收，滋润营养肤质，使皮肤光泽细腻而富有弹性，促进血液循环和肌肤新陈代谢。如果孕期开始，孕妈妈坚持用橄榄油按摩身体增强皮肤的延展性和韧性，可有效防止皮肤纤维断裂，达到预防妊娠纹产生的目的。

2. 托腹带预防妊娠纹

进入孕晚期，胎儿的体重开始稳定地增加。建议孕妈妈此时开始使用托腹带。因为托腹带除了可以减轻孕妈妈腹部和腰部的重力负担外，也可减缓皮肤向外、向下过度延展拉扯，有效避免妊娠纹的生成。而托腹带的伸缩弹性也比较强，可以从下腹部微微倾斜地托起增大的腹部，从而阻止子宫下垂，保护胎位，并能减轻腰部的压力。应选用可随腹部的增大而调整、方便拆下及穿戴、透气性强不会闷热的托腹带。如果决定用托腹带预防妊娠纹的孕妈妈，为了不影响胎儿发育，托腹带不可以包得过紧，晚上睡觉时应解开。最好遵循医师的建议。

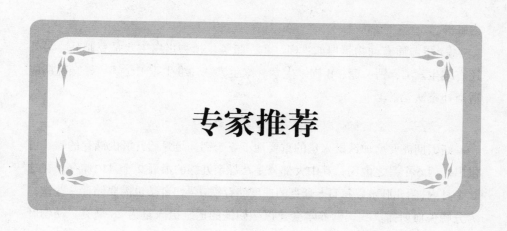

专家推荐

※ 缺啥补啥：孕8月补充营养孕妈妈吃点啥

1. 怀孕8个月需要什么营养，如何补充？

孕8月，胎儿开始在肝和皮下储存糖原及脂肪。此时如糖类摄入不足，将造成蛋白质缺乏或酮症酸中毒，所以孕8月应保证热量的供给，增加主粮的摄入，如大米、面粉等。一般来说，孕妈妈每天平均需要进食400克左右的谷类食品，这对保证热量供给、节省蛋白质有着重要意义。另外在米、面主食之外，要增加一些粗粮，比如小米、玉米、燕麦片等。同时，饮食不可毫无节制，应该把体重的增加限制在每周350克以下。

营养补充，这个月是胎儿大脑增殖高峰。除需要大量葡萄糖供胎儿迅速生长和体内糖原、脂肪储存外，还需要有一定量的脂肪酸，尤其是丰富的亚油酸可满足大脑发育所需。

胎儿大脑发育必需的营养素如下。

❶ 脂肪：来源主要是日常生活中食用的豆油、菜籽油、花生油、芝麻油等植物油和猪油、牛油、羊油等动物油。还有核桃仁、鱼、虾、动物

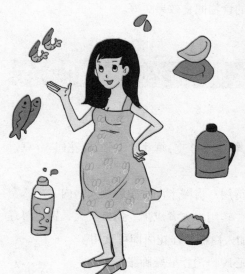

内脏等。

❷ 蛋白质有动物蛋白如：肉、鱼、蛋等，植物蛋白主要是豆制品。另外还有维生素 C、钙、糖、B 族维生素、维生素 A、维生素 E、碘。妊娠晚期应适当补充铁元素。

2. 孕妇吃什么食物可以补铁？

妊娠期需要增加铁摄入量的重要性不亚于钙。足月胎儿肝内储存的铁，可供出生后 6 个月之内用，其中大部分是在母亲妊娠的最后 2 个月内储存。在这 2 个月内，胎儿肝脏以每日 5 毫克的速度储存铁。孕妇自己也需要储存一些铁，为分娩失血所需。我国营养学会建议孕妇铁的适宜摄入量为 28 毫克。动物肝脏和血液含铁量很高且是血红素铁，利用率高，可经常选用。

民间常说的"贫血"，大部分都是因为缺铁而引起的。如果孕妇摄入的铁不足，就会直接影响到胎儿的生长发育。临床上经常出现的胎儿期贫血与出生时体内铁的储存量有密切关系。如果孕妇和乳母的膳食中铁供给不足，就可发生营养性贫血。缺铁性贫血现已成为一个最重要的医学和公共卫生学问题，尽管很少能引起死亡，但它对胎儿的大脑发育以及婴儿的智力发育至关重要。

膳食中铁的良好来源包括动物肝脏、牛肉、各种动物瘦肉、蛋黄、肾脏、动物血、大豆、黑木耳、芝麻酱以及一些强化铁的食品或饮料。一般蔬菜中含铁量不高，油菜、苋菜、菠菜、韭菜等含铁量虽不低但利用率不高。

含铁丰富的食物与含维生素 C 高的食物同食效果更好。

✳ 饮食推荐：孕8月饮食保健怎么吃

1. 莲子鸡头粥

原料：糖莲子 50 克，鸡头米 50 克，糯米 100 克，鲜莲叶 1 张，桂花卤 10 克，白糖 150 克，清水 1500 克。

制作：鲜莲叶洗净，用开水烫过待用；将糯米淘洗净后放入锅内，加入空心糖莲子、鸡头米及清水，上火烧开，转用小火煮成粥。粥好关火，覆以鲜莲叶，盖上盖，5 分钟后，拿掉莲叶，加入白糖、桂花卤即可食用。

功效：本品属滋养之品，可补益心脾，治疗妊娠肿胀。

2. 糖醋排骨

原料：肋排 500 克，香葱 1 棵，生姜 1 块，大蒜 2 瓣，淀粉适量，食用油 500 克（实耗 45 克），酱油 1/2 大匙，香醋 1 大匙，精盐 1/2 小匙，白糖 1 大匙，味精 1/2 小匙。

制作：排骨洗净剁成小段；姜、蒜洗净切片；香葱洗净切末；锅内放油，烧至五成热时，将排骨炸至表面呈焦黄色时捞起沥油；锅内留底油，加入盐、酱油、味精、姜片、蒜片，与排骨同炒，倒入没过排骨面的温水，大火烧沸，改小火炖煮 30 分钟；排骨入味香软时，加糖、醋、香葱末，用水淀粉勾芡，大火收浓汁即可。

功效：本品营养丰富，适合晚期孕妈妈补充营养之用。

❋ 奶酪蝴蝶卷：控制体重，吃对是上上之选

全麦面包是指用没有去掉外面麸皮和麦胚的全麦面粉制作的面包，区别于用精粉（即麦粒去掉麸皮及富含营养的皮下有色部分后磨制的面粉）制作的一般面包。由于它的营养价值比白面包高，含有丰富粗纤维、维生素 E 以及锌、钾等矿物质，是孕期补充营养和消脂两全其美的佳食。把你每天吃的精粉白面包换成全麦面包，就可以保证每天 20 ～ 35 克粗纤维的摄入量。同时，全麦面包还可以提供丰富的铁和锌。

推荐美食：奶酪蝴蝶卷

原料：全麦面粉 100 克，奶酪粉 30 克，油、食盐各适量。

做法如下。

❶ 取发好的面团一块儿，擀成厚片，面片上倒油，撒一把奶酪粉，如果喜欢咸味重一些的话，可同时撒一点盐。

❷ 把油和奶酪粉均匀地抹在面片上以后，卷起来，成一个长条，卷到最后的时候，留一小条边儿不卷（做蝴蝶的触须），然后把卷起的长条用刀切成小段儿。

❸ 每 2 段儿为 1 组，把做触须用的未卷的两个小条挨在一起。

❹ 用筷子把排在一起的这两小段儿在中间夹一下，即成蝴蝶生坯。

❺ 室温下饧 20 分钟左右，放入蒸锅，蒸熟即可。

功效：本品既可以当作孕期主食，又可以作为孕期小点心，满足食欲的同时，还能消脂、消除赘肉。

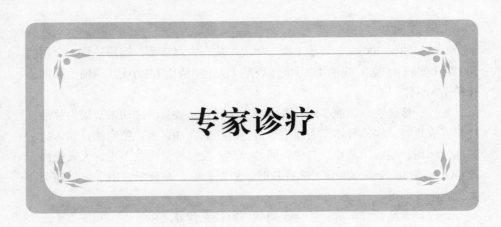

专家诊疗

※ 产前抑郁——预防、护理"双管齐下"

据调查显示，由于担心孩子畸形、忧郁胎儿性别、忧郁生产过后自己的身体还能否恢复原状等原因的影响，会有 98% 的孕妇在妊娠晚期产生焦虑心理，只不过有些人善于调节自己的情绪，会使焦虑心理减轻，有些人不善于调节，心理焦虑越来越重。怎么判断产前抑郁症呢？抑郁症的三大主要症状也即是判断抑郁症的标准，很多人对抑郁症不陌生，但抑郁症与一般的"不高兴"有着本质区别，它有明显的特征：自觉脑子不好使，记不住事，思考问题困难；不爱活动，浑身发懒，走路缓慢，言语少等；情绪低落，总是忧愁伤感、甚至悲观绝望。

遇到这种情况怎么办呢？预防、护理双管齐下可远离产前抑郁。

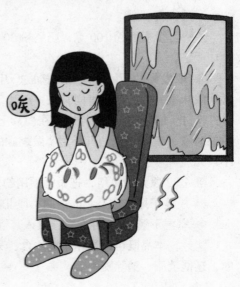

1. 产前抑郁怎么预防？

(1) 求助医师：这是真正需要求助于心理医师或心理咨询师的心理疾病。往往潜伏的家庭关系问题可能会在怀孕时被触发，孕妈妈此时承受的是双重的精神痛苦，而且直接影响胎儿的发育，所以比较紧急，应当在第一时间寻求心理医师或心理咨询师的援助。当由于经济原因、地域原因或身体原因等，没有条件做面对面的咨询时，你可以拨打免费的心理援助热线。

(2) 倾诉抒怀：抑郁的本质是没有表达出来的悲伤。难受的时候找个朋友哭出来，想说什么就说。当然这个朋友得具备一些基本的素质：善于倾听、不加评判、有同情心、为你保密。实在找不到合适的倾诉对象，还可以写日记、博客，或在孕妈妈论坛上发帖子。

2.产前抑郁怎么护理？

(1) 生活护理：一旦患有抑郁症，患者的饮食、睡眠质量肯定会下降，所以我们就应当在平时注意调整饮食，多做一些患者平时喜欢吃的食物，保证患者有一个安静、舒适的休息环境。对于一些病情轻的患者，可鼓励其参加愉快轻松的活动，培养生活情趣，如看书报、电视，听音乐，种花养鸟等，分散其注意力以缓解病情。

(2) 心理护理：一旦患有抑郁症，患者在患病期间肯定会有明显的情绪差、悲观自责的症状特征，往往会对一些事物缺乏信心，他们非常希望获得他人的心理支持。因此家属就应多与患者接触交谈、给予鼓励支持，帮助他们树立信心，积极疏导其消极情绪；对其病态言行，家属要耐心加以解释说服，尽量满足其合理要求。

(3) 督促服药：为了巩固疗效、防止复发，抑郁症患者经常需要长期维持用药。所以，家属在孕妇患有抑郁症治疗期间不仅要督促患者服药，同时也要密切注意患者对药物的不良反应。如果没有发现特殊的情况，绝对不能自行停药或对药量随意删减。当患者出现一些口干、便秘等不良反应时，应及时做好解释工作，鼓励其多饮水，多吃富含纤维素的食物，多进行运动，便秘严重者可选用番泻叶、果导等药物缓解。

✳ 孕期水肿——日常调理，小动作有大疗效

由于增大的子宫压迫了下腔静脉，使血液回流受阻，所以，很多人到了孕晚期，都会有不同程度的下肢水肿现象。一般白天有水肿，经一夜卧床休息后，水肿即能消退。水肿的程度分轻重，由踝部开始，逐渐向上扩展到小腿、大腿、腹壁、外阴，严重的可蔓延全身，甚至伴有腹水。如果休息后仍不能消退，孕妇下肢皮肤紧而发亮，弹性降低，用手指按压后出现凹陷，就属于

不正常现象。

日常生活中，对妊娠水肿症状的调理，不要自行用药，自己要做的，就是要多休息，睡眠时抬高下肢。饮食中一定要注意控制盐和水的摄入量，以免加重水肿。孕晚期胎儿的营养需求达到了最高峰，这时需要食用高蛋白食物，以补充血浆的蛋白含量，维持血浆胶体正常的渗透压。轻度水肿不一定需要药物治疗，但是如果发生严重水肿，应住院治疗。

1. 怎么知道自己患了孕期水肿？

水肿发生的原因有很多，妊娠子宫压迫下腔静脉，使静脉血液回流受阻；胎盘分泌的激素及肾上腺分泌的醛固酮增多，造成体内钠和水分滞留；体内水分积存，尿量相应减少；母体合并较重的贫血，血浆蛋白低，水分从血管内渗出到周围的组织间隙等。正常情况下，在生完宝宝后体内滞留的水分会渐渐排出，水肿现象也会随之消失。如果感觉自己可能遭遇了孕期水肿，那么，建议你用手指对肿起部位按压下去，当压下后，皮肤会明显地凹下去，而不会很快地恢复，这表示你遭遇了孕期水肿。如果下肢轻度水肿，孕妇无其他不适，属正常现象，但如出现严重水肿，伴有尿少、头晕或心悸等症，尿中出现蛋白等异常，应马上就医。

此外，在你进入孕28周以后，每天要特别注意一下自己的足和腿，看看有没有水肿的发生。具体说来，孕妇容易发生水肿的是下半身。有时内脏也会水肿。可将拇指压在小腿胫骨处，当压下后，皮肤会明显地凹下去，而不会很快地恢复，即表示有水肿现象。

这里要提醒注意的是，当肿胀部位在脸部及眼周围时；当脚面、足踝、手指或手背肿胀程度很严重时；当肿胀的发生很突然，且短时间内形成时；当一只足肿胀比另一只足明显严重，尤其是伴有小腿或大腿的触痛感时，可能伴发有不正常的水肿情况，需要立即咨询妇产科医师。

2. 怎样避免孕期水肿呢？

第一，注意营养。要摄取高蛋白、低糖类的饮食。饮食要清淡，但不是完全禁盐，因为妊娠后期体内增加了排钠的激素。

第二，适当按摩。从小腿方向逐渐向上，可以解除腿部酸痛，有助于睡眠。休息时让准爸爸来帮忙也是个不错的选择。

步骤1：孕妇仰卧在床上，双腿屈曲，按摩者将双手中指叠放按压于孕妇左腿的委中穴，每间隔2秒钟按摩1次，直到穴位稍有疼痛感为止。采用相同的按摩方法按摩右腿相同穴位。接着，按摩者用拇指从左腿小腿肚(腓肠肌部位)下方开始用适当的力度向腘窝充分按摩，每次按摩间隔2秒钟，直到局部发红、发热。另一条腿的相同部位按摩方法相同。

步骤2：孕妇保持仰卧的姿势，用湿热毛巾敷面部3分钟。接着，按摩者用双手拇指分别抵住孕妇两侧的太阳穴，并且用示指按住两侧的攒竹穴轻轻旋转32次。然后用拇指轻轻按压承浆穴，每间隔1秒钟按摩1次，共按摩30次。最后，孕妇将头微微仰起，按摩者用右手示指轻轻按压天突穴。每间隔1秒钟按摩1次。连续按摩20次。

值得注意的是，在怀孕过程中，不少准父母还通过用手抚摩肚皮的方式安抚胎儿。专家提醒，手抚摩肚皮的方向最好固定为从左到右和从上到下(怀孕8个月前是如此，8个月后需改成从下到上)，否则胎儿会随着父母的手势来回翻动，造成脐带绕颈的危险。

第三，运动去肿。适当的运动也能促进胎儿和孕妇的健康，有效改善孕妈妈水肿的烦恼。比如散步，借助小腿肌肉的收缩可以使静脉血顺利地返回心脏；游泳也是锻炼腿部的一种运动；扶住柱子、墙壁或是桌子等做抬腿运动。

第四，调整节奏。要调整工作和日常生活节奏，不能过于紧张和劳累。要保证充足的休息和睡眠时间，每餐后休息半小时，下午休息2小时，每晚应睡9~10小时。上班地点没有条件躺下休息的可以在午饭后将腿举高，放在椅子上，采取半坐卧位。不要久站、坐。防止情绪激动和避免较剧烈或长时间的体力劳动。

第五，注意细节。不要忽视生活中的一些小细节，它们能在不经意间解决你的水肿烦恼。比如平躺，把脚抬高，以便使血液更容易回到心脏，水肿也就比较容易消除了；坐的时候把脚稍稍垫高；每天卧床休息至少9~10小时，中午最好能休息1小时，左侧卧位利于水肿消退。

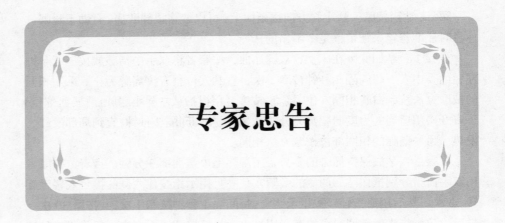

专家忠告

❋ 体重管理，不胖不瘦才能"生得顺"

调查显示，吃得多、休养时间多、运动量少，是造成孕妇体重增长超标的主要原因。一般而言，胎儿的正常发育体重为 3000~3250 克较理想，孕期母亲平均增重 12.5 千克，属于正常现象。但调查显示，我国约有 73% 的孕妇体重增加超过世卫组织标准，不少孕妇体重增长超过了 20 千克，因此而造成的剖宫产率高达 56%。孕妇体重具体增长数目要根据每个女性个体情况而定。如孕前体重指数较大，增长幅度就要小些；体重过轻的孕妈妈，要增长得多些。

孕期，适当活动就是运动

高剖宫产率和母亲"力气不足"有关。就分娩多决定的四大因素来看，产力（主要来源于宫缩，到第二产程快生时妈妈腹压的参与）、产道、骨盆和胎儿的大小是胎儿生得顺利与否的关键因素。不少人认为，现在医学水平和麻醉安全提高了，做剖宫产无所谓。事实并非如此，不必要的医学干预从医学角度讲就是不必要的，它会衍生出很多并发症。

那么，想顺产宝宝该怎么做呢？要一个基本的就是提高腹肌力量，所以，专家建议孕期女性不要养成衣来伸手、饭来张口的慵懒习惯，一定要坚持适当运动的习惯。这里要破除一种孕妈妈的疑惑，即认为运动会导致胎儿不利，会"动了胎气"。通常情况下，不选择剧烈运动是不会影响胎气的。运动也要破除那种认为只有"跑步、踢球才叫运动"的观念。

对孕期而言，国际上提倡，运动就是一种身体的活动。如平时忙家务的孕妇，未必要专门安排时间运动。但久待办公室的白领妈妈，在医师评价较安全的情况下，每天建议有 30 分钟的中等运动量，游泳、散步较好，可分次进行，这不仅是孕期身体的适应性锻炼，还能让孕妈妈在分娩的时候少受罪，生得更顺。

※ 静听音乐，小心别让宝宝成"夜哭郎"

孕期无聊，还要远离辐射，怎么办？现实情况中，买一位音乐大师的曲子灌制 CD 碟给腹中的胎儿做胎教，几乎是每一位孕妈妈在做的事情之一。但专家们却提醒准父母，尽管孕期舍得花钱，但不要盲目追求什么高档的音响或是CD，其实，最好的音乐是父母亲们亲自唱给胎儿听的歌，这样小孩除了感觉到音乐的节奏外，还有更重要的是父母亲的爱。

唱对很多人来说不那么现实，但另一方面，很多人却因为自己五音不全再干"傻事"。比如，为了让胎儿听得真切，一些人将随身听的耳机贴着孕妈妈的肚皮进行胎教？殊不知，这非常危险，万万使不得。对此，专家告诫孕妈妈们，任何有声音的播放器都不能紧贴着身怀六甲的母亲，而且孕妈妈们也不能在距离音响 1.5 米的地方听音乐，否则胎儿就有失聪的危险。

研究发现，早在 20 世纪 80 年代，一时兴起的各种播放器胎教就造成了不少孩子的听觉障碍。另外，胎教也不能时时教，刻刻教，越多越好，而应是早、晚或早、中、晚限制时间和次数地进行，否则会造成胎儿疲倦。得当的胎教会令胎儿出生后有白天、黑夜的概念，而且具有良好的情绪自我调整能力。反之，则容易把胎儿养成"夜哭郎"。

※ 胎儿呼救，孕晚期注重四大危险信号

生个健康宝宝是每个孕妈妈心里的渴望。然而，孕妈妈孕育胎儿的过程，既充满希望和快乐，又潜伏着许多危险。如何保证肚里的胎儿健康又安全呢？这就需要孕妈妈小心注意胎儿传递的危险信号。在妊娠期间，孕妇如果出现文中所提及的各种情况，千万要引起重视。胎儿的四大危险信号，孕妈妈一定要

学会辨别!

危险信号 1：胎动减少

胎动是有规律的，通常情况下，妊娠 16~20 周，胎儿开始了能被母亲感知的明显的胎动。随着孕周的增加，胎动也在增加。在孕 30 周后一般正常胎儿每小时的胎动不少于 3 次，12 小时内的胎动数为 30~40 次或以上。临近足月的胎儿，胎动会有所减少，这与胎儿睡眠状况有关。

除了睡眠和妊娠月份之外，影响胎动的因素还很多，比如羊水多少、孕妇的姿势等都能使胎动有所改变，但这些变化属于正常范围。建议孕妇早、中、晚各测一次，以每次 1 小时的办法计算胎动。如果每日做不到 3 次测定，可选择晚上临睡前固定的时间测定 1 小时，当胎盘功能发生障碍、脐带绕颈，孕妇用药不当，遇外界不良刺激时，则可能引起不正常的胎动。若在 1 小时以内胎动少于 3 次，或 12 小时胎动少于 10 次，则说明胎儿有宫内缺氧危险，应到医院检查，及时处理。

危险信号 2：子宫增长过缓

所谓子宫增长过缓，是指宫底达不到孕周应有的高度，这是胎儿宫内发育迟缓的信号。

很多胎儿宫内发育迟缓的原因不明，一般认为与遗传因素、胎盘与血管因素、母亲营养及母体妊娠合并症或妊娠并发症有关。孕妇的体重从孕 13 周起至足月，体重以平均每周增加 350 克的速度增长。从孕 13~28 周起，孕妇体重的增加是以自身重量增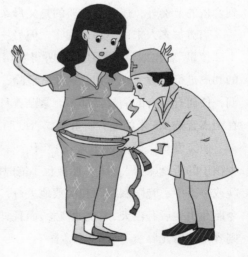

加为主，孕 28 周后则以胎儿的体重增加为主。孕 28~36 周是胎儿体重增长最快期，每周增长 150~200 克，此期间为胎儿宫内发育迟缓的最佳治疗期。

除了治疗之外，日常该如何预防呢？通常而言，孕妇应采取以下措施预防胎儿宫内发育迟缓的发生：妊娠合并症的患者，应尽早到医院检查，不适宜妊娠者，尽量终止妊娠；孕妇应保持精神放松；加强营养，合理饮食搭配，特别是保证高蛋白食物的摄入；减少大运动量活动，如果上班太远太累应注意休息，减少体力消耗。

危险信号 3：过预产期 2 周仍不分娩

所谓的过期妊娠是指平时月经周期规则，妊娠达到或超过 42 周（即超过预产期 2 周）而未分娩，医学上就称为过期妊娠。

一般而言，妊娠过期的情况胎盘有两种变化：一种是胎盘老化而出现退行性改变，使胎盘绒毛间隙血流量明显下降，供应胎儿氧和营养物质减少，使胎儿不再继续生长，羊水减少，容易缺氧或死亡；另一种是胎盘功能正常，过期妊娠的胎儿继续长大，在分娩时因胎儿过大，胎头过硬，可造成难产。因此，过期妊娠的围生儿病死率会明显增高。

为了避免这种情况的发生，胎儿出生前做产前检查，如果超过预产期仍未出现宫缩，应到医院做进一步检查，此时进行胎盘功能检查和胎儿状况的检查。如超过预产期 10 天仍未分娩，则应住院引产。确诊为过期妊娠，且胎儿大、颅骨较硬、羊水较少，尤其是对于有其他妊娠并发症者，建议以剖宫产的办法来终止妊娠。

危险信号 4：羊水量

羊水是维系胎儿生存的要素之一，对胎儿能起到保护的作用，但羊水不是越多越好。如果羊水不正常，出现羊水过多或过少则可能是胎儿病变的警讯。所以，一旦经检查发现羊水量异常，孕妇则需提高警觉。

羊水对胎儿的保护功用明显，被视为胎儿的 "生命之水"。这是因为，除了撑开子宫壁、提供胎儿生长发育所需的自由活动空间外，还包括子宫遭受外力冲击时的缓冲、维持温度稳定、阵痛时借着水囊传导压力从而协助扩张子宫颈等。

羊水主要是由孕妇子宫里胎盘组织渗透液及胎儿的尿液所形成，并在怀孕 10 周时开始出现，之后随着怀孕周数的增加而增加。通常情况下，足月时正常的羊水量为 800~1000 毫升，如果羊水量多至 1500 毫升甚至 2000 毫升以上，就称为羊水过多症。胎儿会喝羊水，羊水过多有可能意味着胎儿无法吞咽羊水、尿液制造增加或是胃肠阻塞。另外，羊水过多还可能预示着胎儿中枢神经系统、心血管等方面的异常；如果羊水少于 400 毫升则称之为羊水过少症，可能显示胎儿肾或肺部发育不完整。

因此，孕期尤其是孕晚期，应做好产前检查，掌握羊水的量，防止过与不及。

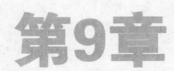

第9章

孕9月
胎儿变得更加健壮

✳ 胎儿变化：胎儿的内脏功能已趋于完善

身长：长约 46 厘米。

体重：体重约 2500 克。

内脏：胎儿的内脏功能已趋于完善，可适应子宫外的生活条件，出生后能够啼哭及吸吮。

四肢：手足等部位的胎毛逐渐消退，手指及足趾的顶端已有柔软的指（趾）甲。

其他：皮下脂肪沉积，身体各部位都比较丰满。

✳ 孕妈妈变化：腿足、手、脸的水肿更为严重

子宫：受子宫的压迫，阴道分泌物变得多而浓稠。

反应：腹部更加膨隆，身体也变得越来越笨重，动作迟缓。胃痛、呼吸困难等症状可能会加剧，排尿的次数明显增加。

其他：腿足、手、脸的水肿可能会更为严重，牙龈经常出血。

专家在线

✻ 房事冷淡，四大原因让你一解真相

很多时候，丈夫都有这样的体验：老婆怎么了，产后跟变了个人一样，没有了往日的激情，表现出性冷淡、性欲减退，甚至生理上还有阴道干涩等问题。其实，对这样的情况，作为丈夫要体谅，因为产后出现这些状况，是一种正常的生理和心理现象。为什么会这样呢？

1. 体力消耗殆尽

十月怀胎，其中消耗的精力和体力是作为"旁观者"的准爸爸不能理解的。十个月母子心连心，一朝分娩，作为妈妈，心系宝宝，自然精力和注意力会几乎全放在小宝贝身上。此时，她往往会忽略了你对房事的需求，甚至会表现出对同房没兴趣，没有同房要求。

2. 补充睡眠为主

十月怀胎，宝宝一落地的那一刻，新妈妈内心就已经溢满了母爱。宝宝的一声哭啼就会让妈妈措手不及，揪心不已。所以，这期间，为了让宝宝健康成长，宝宝刚出生的那几个月，很多妈妈白天黑夜地照顾，看护着宝宝。这些劳累，让妈妈一有空余的时间就抓紧机会补充睡眠。所以，当丈夫有同房要求时，她或许为了补眠就以种种借口搪塞和推辞，表现出冷淡。

3. 分娩时的疼痛记忆

分娩的阵痛还刻骨铭心，自然分娩时孕妈妈有可能会出现会阴撕裂伤和侧切伤口。这些看上去的"小毛病"却不时地会勾起新妈妈的回忆，加之，阴道也变得很脆弱，需要慢慢恢复。有些新妈妈会担心恶露还没结束，觉得自己的身体不够洁净，对同房就望而止步了。

4. 哺乳，新的任务负担

在哺乳期里，新妈妈的卵巢功能还是受到抑制，暂时不能排卵，没有形成内分泌周期，对同房欲望的形成会产生一定的影响。等新妈妈哺乳期停止后，开始出现月经周期时，欲望和激情就慢慢地回来了。

※ 摆正关系，找回你们的"激情岁月"

房事冷淡，对很多丈夫而言，理解但不能接受，那么，如何才能一反过去，找回属于你和她的"激情岁月"，恢复往日的和谐生活呢？其实，这并不难，丈夫可以"摆正关系"，让自己的火热温暖她那"冰冷的心"。怎么做呢？具体如下。

1. 摆正和宝宝的关系

新生宝宝和丈夫一样，也是家庭的成员，都是她不可缺少的宝贝。所以，这个时候，作为父亲，不要和宝宝争一时之长短。当然另一方面，产后妈妈也应该从心理和行动上摆正宝宝和丈夫的关系，两个都要关心和爱护。与丈夫多沟通，说出自己的处境时，也要理解丈夫的需求，多给丈夫一点爱。

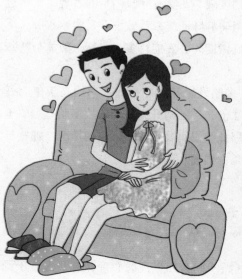

2. 摆正和妻子的关系

生产前后，她的生理也会发生变化。比如，产后妈妈的阴道很稚嫩，很敏感。丈夫应该体贴爱护妻子，在同房前，对妻子应该有充分的语言支持和行动的爱抚。同房时，切忌粗暴，动作应该温柔，让她感觉到你不会因为有了宝宝而让她失宠，她一如既往是你的第二个"宝贝"，然后疼爱有加，不再让妻子的阴道和外阴再次受到伤害。

3. 摆正和丈夫的关系

俗话说有苗不愁长，新妈妈不必要把所有心思都集中在宝宝身上，只要给宝宝适当的关注就行。而且要把一部分精力放在丈夫和家庭上，主动关心丈夫，从而在生活和生理需求上适当满足丈夫的需求。这样，才可以维持生活的和谐，使家庭幸福、婚姻美满。

除此之外，卫生依然是二者要注意的问题。这是因为产后妈妈的生殖器官都在逐渐恢复，在这个过程中，丈夫有同房欲望时，新妈妈可以尝试尽量克服惧怕心理。如果有需要，这阶段可以在产后同房时用一些润滑剂或者避孕药膏涂在阴道口，加强润滑作用。同房前后，要注意个人卫生清洁。同房后，孕妈妈可以用温水清洗外阴。但产后恶露不净时应禁止同房，因为容易感染细菌。

✳ 多胎妊娠，你需要提前住院

所谓多胎妊娠是指一次妊娠子宫腔内同时有两个或两个以上的胎儿，但是不包括输卵管多胎妊娠或子宫输卵管复合妊娠。多胎妊娠的发生率与种族、年龄及遗传等因素有关。多胎妊娠，孕妈妈的身体会发生不同于单胎的变化。

多胎妊娠时，早孕反应较重，持续时间较长。孕 10 周以后，子宫体积明显大于单胎妊娠，至孕 24 周后更增长迅速。孕晚期，由于过度增大的子宫推挤横膈向上，使肺部受压及膈肌活动幅度减小，常有呼吸困难的表现，由于过度增大的子宫压迫下腔静脉及盆腔，阻碍静脉回流，常致下肢及腹壁水肿，下肢及外阴阴道静脉曲张。此外，多胎妊娠期间并发症特多，包括一般的与特殊的并发症。

多胎妊娠虽然是生理现象，但是多胎妊娠并发症与病死率均高于单胎妊娠，双胎新生儿严重残疾的危险升高 2 倍，三胎则升高 3 倍，故多胎妊娠属于高危妊娠的范畴，临床应加倍重视。因此孕妈妈属于多胎妊娠的情况，那些日常保健都暂停，你和家人需要做的就是：提前入院待产。

✳ 焦虑，孕妈妈缓解产前心理问题

据调查显示，有98%的孕妇在妊娠晚期会产生焦虑心理，有些人善于调节自己的情绪，会使焦虑心理减轻，有些人不善于调节，心理焦虑越来越重，造成这种心理问题有多种原因。

❶ 城市女性大多是初产妇，缺乏对生产的直接体验。从电视、报刊等媒体上又耳闻目睹了许多他人生产的痛苦经历，考虑到自己也将经历此过程，心中不免焦虑。

❷ 怕孩子畸形：虽然做过多次检查，但检查毕竟是通过机器和各种化验，有些胎儿存在健康问题不能查出，产妇对此焦虑，怕生个不健康的宝宝。

❸ 对胎儿性别的忧虑：城市人对生男生女大多能正确看待。但在人的潜意识里仍有某种对胎儿性别的好恶，或家人对生男生女比较在意。不知胎儿性别，心中不免打鼓。

❹ 患有妊娠高血压综合征、妊娠合并心脏病等产前并发症的产妇，由于自身健康存在问题，同时也怕殃及胎儿，因此也易焦虑。

❺ 由于到孕晚期各种不适症状加重，如出现皮肤瘙痒、腹壁皮肤紧绷、水肿等不适，使心中烦躁，易焦虑。

❻ 由于行动不便，整日闭门在家，注意力集中到种种消极因素上，加重焦虑。

❼ 担心孩子出生后，自己的职业受到影响或家庭经济压力加大，而产生焦虑。

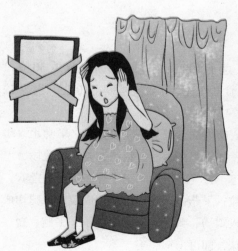

孕妇的心理状态会直接影响到分娩过程和胎儿状况，比如易造成产程延长，新生儿窒息，产后易发生围生期并发症等。焦虑还会使孕妇肾上腺素分泌增加，导致代谢性酸中毒引起胎儿宫内缺氧。焦虑还可引起自主神经紊乱，导致产时宫缩无力造成难产。

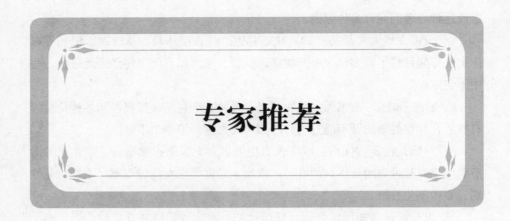

专家推荐

❋ 缺啥补啥：孕 9 月补充营养孕妈妈吃点啥

1. 补充蛋白质

每天 80~100 克，如果你准备自己给宝宝哺乳，就要在哺乳期一直保持这个蛋白质摄入量。

精选食谱推荐

(1) 平菇莲子鸭羹

原料：鸭肉 250 克，平菇 50 克，莲子 100 克，火腿 20 克，丝瓜 30 克，鸡蛋清 25 克，料酒 6 克，味精 2 克，食盐 3 克，猪油（炼制）10 克，大葱 12 克，姜 6 克，胡椒粉 2 克，淀粉（玉米）15 克。

制作：将鸭肉洗净，切成粒，放入碗内加入蛋清、淀粉拌匀；下沸水锅略余一下捞起，不宜过熟，放入炖锅内；加入鸡汤、盐、料酒、姜片、葱段，上笼蒸半小时后取出；撇去浮沫备用；鲜莲子去壳，下沸水锅中焯一下，去莲衣，捅去莲心；丝瓜刮去外皮，洗净切成粒；平菇去杂质，洗净切成粒；火腿切成粒；炒锅放猪油烧热，烹入料酒，加入鸡汤、鸭肉、火腿、莲子、平菇、盐、味精、胡椒粉烧沸；再入丝瓜烧至入味，即可出锅装碗。

功效：本品不仅可以补充蛋白质等营养物质，还能为孕妇临产增加体力，帮助顺利分娩。

(2) 菠菜鱼片汤

原料：鲤鱼肉 250 克，菠菜 100 克，火腿肉 25 克。料酒、葱段、姜片、精盐、味精均适量，猪油少许。

制作：将鲤鱼去掉鳞、肠杂，洗净后，切成 0.5 厘米厚的薄片，用精盐、料酒淹渍半小时。菠菜洗净切碎。火腿切末；锅上火，放入猪油，待油烧至五成热时，下入姜片，葱段，爆出香味，再下鱼片略煎，然后加入适量清水，用旺火煮沸改用小火焖 20 分钟，投入菠菜段，调好味，撒入火腿末，放味精，盛入汤碗即成。

功效：本品补充优质蛋白，助力分娩，还可增乳、通乳、利五脏、通肠胃、除湿利尿和生血等，是孕妈妈临产前的滋补上品。

2. 补充糖类和脂肪

你可以多吃一些脂肪和糖类等能量较高的食品，为分娩储备能量。脂肪每天 25 克左右。糖类每天 500 克左右。

精选食谱推荐

(1) 紫苋菜粥

原料：紫苋菜 250 克，粳米 100 克，精盐、味精、猪油各适量。

制作：将紫苋菜择洗干净，切成细丝，粳米淘洗干净；锅内加清水适量，放入粳米，煮至粥成时，加入猪油、紫苋菜、精盐、味精，再煮两三滚即成。

功效：此粥具有清热止痢、顺胎气的作用。特别是产妇临盆时进食，能利窍滑胎易产，为产妇临盆时的保健的食品。

(2) 大枣鸡丝糯米

原料：大枣 100 克，糯米 50 克，鸡肉 100 克。

制作：大枣去核切碎，鸡肉切成细丝，糯米洗干净；所有材料一同放入锅里隔水蒸煮，煮熟即可。

功效：此品可补充糖类和脂肪，可补中健胃、滋补强身、补气血、增食欲，是孕妈妈临产前助力分娩的佳选。

3. 补充维生素

保证饮食品种的丰富，就可以保证维生素营养的全面和均衡。你喜欢的新鲜蔬菜、水果。每天应食用 2 种以上的蔬菜。

精选食谱推荐

(1) 鲜蘑炒豌豆

原料：鲜口蘑 100 克，鲜嫩豌豆角 200 克，植物油 15 克，酱油 15 克，食盐 3 克。

制作：豌豆去壳，鲜蘑洗净切丁；炒锅上火，放入植物油烧热，下鲜口蘑丁、豌豆煸炒几下，加酱油、精盐，用旺火快炒，炒熟即成。

功效：口蘑含蛋白质、脂肪、糖类、多种氨基酸和多种微量元素及维生素；豌豆含蛋白质、脂肪、糖类、钙、磷、铁和维生素 B_1、维生素 B_2，能消除产妇因油腻引起的口味不佳，并有通乳功效。

(2) 西芹炒百合

原料：西芹 150 克，百合 (干)200 克，食盐 2 克，胡椒粉 1 克，味精 6 克，色拉油 30 克，淀粉 (豌豆)5 克。

制作：西芹洗净，切成 3 厘米见方的菱形块；百合洗净，掰成小瓣；把西芹、百合放入沸水汤锅，烫至刚熟时捞起；炒锅放在火上，下油加热至五成油温，下西芹、百合，烹调料，快速翻炒至匀，放入味精勾芡收汁后起锅装盘即成。

功效：本品可补充维生素等，适合临产孕妇食用。

4.补充水和无机盐

建议孕妈妈每天饮用 6~8 杯水。只要保证营养均衡，基本可以保证无机盐的供给。

❋ 饮食推荐：孕9月饮食保健怎么吃

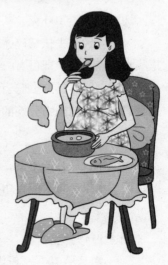

孕晚期补气养血应吃什么？

到 34 周时，胎儿的体重增加很快，是胎儿生长发育较快的时期，各种营养的需要量也相应加大，胎儿体内的钙、铁等营养物质也都需要大量的供给。所以，这个时期饮食一定要合理，以满足胎儿生长发育的需要。

这个时期的孕妇需要补气、养血、滋阴，所以营养一定要跟得上。如果营养不足孕妇往往会出现贫血、水肿、高血压等并发症；如出现腰酸、小腹坠胀、宫缩频繁，可服桂圆鸡蛋羹；若发生水肿、高血压，应吃些红豆粥、冬瓜汤、鲤鱼汤等少盐、利尿的食饮。若血蛋白低，可多吃些蛋黄、猪肝、红豆、油酥、菠菜等含铁量高的食物。

提倡食物的多样化。多吃动物性食品、豆类食品和水果，选用富含 B 族维生素、维生素 C、维生素 E 的食物，B 族维生素可以促进消化，增加食欲；维生素 C 可以提高机体抵抗力，改善新陈代谢，有解毒、利尿的作用；维生素 E 能防止早产。

此外，为了不造成孕妇便秘，应在每天早上喝 1 杯牛奶和水，并多吃水果和蔬菜。

🐾 温馨提醒

妊娠第 29 周到产后 28 天，是母子关系最密切的阶段，这种关系可借由肌肤之亲或对话更显亲密。

孕妈妈如何"吃"出健康宝宝？

日常饮食中有很多食物看似平常，其实对孕妇具有非常好的保健作用。如果注意摄取这些食物，可以帮助孕妇健康地孕育胎儿。

❶ 富含维生素 C 的果蔬——预防先兆子痫：先兆子痫是孕晚期容易发生的一种严重并发症，影响孕妇和胎儿的安危。研究发现，每天从食物中摄取维生素 C 较少的孕妇，发生先兆子痫的概率是健康孕妇的 2~4 倍。

❷ 蜂蜜——促进睡眠并预防便秘：在天然食品中，大脑神经元所需要的能量在蜂蜜中含量最高。睡前饮上 1 杯蜂蜜水，可改善睡眠质量。孕妇饮水时，在水中放入数滴蜂蜜，可有效预防便秘及痔。

❸ 鱼类——避免胎儿脑发育不良：鱼体中含有的 DHA 在胎儿的脑细胞膜形成中起着重要作用。孕妇 1 周内至少吃 1~2 次鱼，以吸收足够的 DHA，满足胎儿的脑发育需求，而且有助于降低早产的可能性。

❹ 黄豆芽——促进胎儿组织器官建造：黄豆芽中富含胎儿所必需的蛋白质，还可在孕妇体内进行储备，以供应分娩时消耗及产后泌乳，同时可预防产后出血、便秘，提高母乳质量，所以黄豆芽是孕产妇理想的蔬菜。

❺ 鸡蛋——促进胎儿的大脑发育：鸡蛋营养成分全面而均衡，尤其是蛋黄中的胆碱被称为"记忆素"，对胎儿的大脑发育非常有益。所以，鸡蛋也是孕妇的理想食品。每天 3~4 个为宜，不可多吃。

❻ 冬瓜和西瓜——帮助消除下肢水肿：冬瓜性寒味甘，水分丰富，可以止渴利尿。西瓜具有清热解毒、利尿消肿的作用，经常食用能帮助消除下肢水肿。

❼ 南瓜——防治妊娠水肿和高血压：孕妇食用南瓜，不仅能促进胎儿的

孕产期保健 专家指导

脑细胞发育，增强其活力，还可防治妊娠水肿、高血压等孕期并发症，促进血凝及预防产后出血。

⑧ 葵花子——降低流产的危险性：葵花子里富含维生素 E，而维生素 E 能够促进脑垂体前叶促性腺分泌细胞功能，增加卵巢功能，增强孕酮作用。如果孕妇缺乏维生素 E，容易引起胎动不安或流产后不容易再孕。

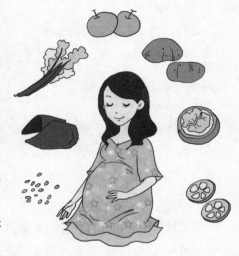

⑨ 新鲜酸味水果——防止胎儿神经管畸形：杨梅、草莓、樱桃、葡萄等水果富含叶酸，而叶酸是胚胎神经管发育的重要物质。在孕早期多吃新鲜酸味水果，能降低胎儿发生神经管畸形的风险畸形。

⑩ 芹菜——防治妊娠高血压：芹菜中富含芫荽苷、胡萝卜素、维生素 C、烟酸及甘露醇等营养素，具有清热凉血、醒脑利尿、镇静降压的作用。孕晚期经常食用，可以帮助孕妇降低血压，对缺铁性贫血以及由妊娠高血压综合征引起先兆子痫等并发症，也有防治作用。

⑪ 马铃薯——减轻孕吐反应：马铃薯中含有丰富的维生素 B_6，具有止吐作用。如果多吃一些马铃薯，就可帮助孕妇缓解厌油腻、呕吐的症状，马铃薯也是防治妊娠高血压的保健食物。

⑫ 动物肝——避免发生缺铁性贫血：孕期内，孕妇、胎儿都需要铁，一旦缺乏容易患孕期贫血或引起早产。所以，孕期一定要注意摄取富含铁的食物。各种动物肝铁含量较高，但 1 周吃 1 次即可，在吃这些食物的同时，最好同吃富含维生素 C 或果酸的食物，如柠檬、橘子等，增加铁在肠道的吸收率。

⑬ 核桃、芝麻——安胎并促进胎儿脑发育：核桃和芝麻具有补气养血的功效，具有安胎作用。如果孕妇吃一些核桃和芝麻，其中含有丰富的脑磷脂、卵磷脂及 DHA，会具有弥补脂类的作用。

✱ 菠菜鸡肉粥：控制体重，吃对是上上之选

菠菜不仅含有大量的胡萝卜素，也是维生素 B_6、叶酸、铁和钾的极佳来源，

鸡胸脯肉的脂肪含量很低,维生素却很多。大米主要营养成分是糖类和蛋白质。此外,你也可以随时在你的汤里或是饺子馅里加入一些新鲜的蔬菜。

推荐美食:菠菜鸡肉粥

原料:鸡胸脯肉 10 克,米饭 1/4 碗,海带清汤 1/2 杯,菠菜 10 克,酱油、白糖各适量。

做法:将鸡胸脯肉去筋,切成小块,用酱油和白糖腌一下;将菠菜炖熟并切碎;米饭用海带清汤煮一下,再放入菠菜鸡肉同煮。

功效:鸡胸脯肉的脂肪含量很低,维生素却很多,每 100 克鸡肉含钙 13 毫克、磷 190 毫克、铁 1.5 毫克。菠菜不仅含有大量的 β 胡萝卜素,也是维他命 B_6、叶酸、铁质和钾质的极佳来源。大米主要营养成分是糖类和蛋白质,其他营养成分还有糖类、钙、磷、铁、葡萄糖、果糖、麦芽糖、维生素 B_1、维生素 B_2 等。是孕妈妈消脂佳食。

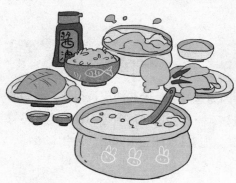

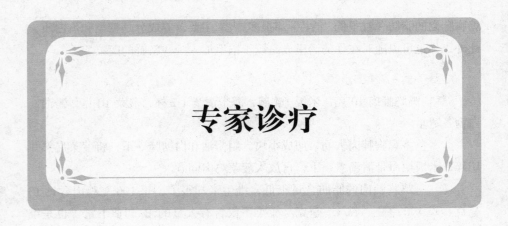

专家诊疗

❋ 孕期腰痛——坐、立、行、睡小心是关键

孕期腰痛是孕期的正常表现之一，因为这时候，胎儿的成长很快，孕妇的肚子上像挂了个沉甸甸的袋子，重心偏移，自然会引起疼痛等不良反应。尽管说孕期腰痛是正常反应，但并非说腰痛就只能忍，只能任由肆虐。为什么腰痛，腰痛怎么办？这里一一进行剖析。

1. 孕妈妈为什么会腰痛？

脊柱有两个弯曲处：颈部和腰部。脊柱能够弯曲，是因为有关节。随着肌肉的运动，韧带也随之前伸或者后弯。装满纤维环的椎间盘具有弹力垫的作用，能够减缓冲击，使压力平均分布在各个椎间。怀孕期间，椎间盘的含水量会降低，这会影响纤维环的弹性，使它的灵活性降低。长时间地维持一种不正确的姿势或者这种不正确的姿势反复出现会导致纤维环的破裂。而在孕期，腹部一天天大起来，感觉越来越沉重，关节过于用力会使纤维环处于不良的状态，致使中心部的髓核流出，从而刺激椎间盘周围的敏感神经，孕妇腰酸痛的症状也出现了。

怀孕期间，为了分娩时婴儿能顺利通过产道，人体内分泌一种激素，可使连结骨盆的韧带松弛，这种激素同时起到松弛肌肉的作用，使脊椎的弯度加大，所以容易腰痛；再者，体力下降就不能保持正常的姿势，就容易腰痛。此外，孕中晚期，特别是怀孕二十五六周以后，子宫逐渐增大，腹部向前隆起，站立的时候，重心前移，为了保持身体的平衡，孕妇的身体会向后倾斜，重心向后转移落在了臀部上方，孕妇上身的重量则由腰椎和腰部的肌肉来承担，自然会产生腰痛。

2. 孕期腰痛该怎么办？

一般而言，建议不要用药，日常保健可以从坐、立、行、睡几个方面进行。以调整姿势。

(1) 坐姿：孕期坐的时候，不要只把一半的臀部放在座位边上，坐下后，轻轻扭动腰部，将身体的重心从脊柱调整到臀部。椅子太高太低都不好，桌子和椅子的高度应该匹配，当你挺直背时，桌子应位于肚脐以上、乳房以下为宜。另外，容易下陷的软垫子坐起来累人，所以要选择硬一点的。坐在沙发上腰后面最好垫个小靠垫。

(2) 行姿：孕妈妈走路时，应双眼平视前方，把脊柱挺直，并且身体重心要放在脚跟上，让脚跟至脚尖逐步落地。上楼梯时，为保持脊柱依然挺直，上半身应向前倾斜一些。眼睛看上面的第3至4节台阶。尤其要提醒的是，孕期不要穿高跟鞋，选择轻便柔软的平底鞋子，以减少腰椎负担。

(3) 睡姿：已发生腰痛的孕妈妈，可采取平躺、双腿弯曲的睡姿，小腿下垫上枕头，这能使腰部得到最大程度的放松。若要侧卧位，需把双腿一前一后弯曲起来。若为平躺位，在躺下时，可以先把双腿弯曲，支撑起骨盆，然后轻轻扭动骨盆，直到调整腰部舒适地紧贴床面为止。此外，建议睡硬板床，不要睡那种过软的席梦思床。双腿屈曲，也可在两腿之间夹上一个小靠枕，以减少腰部的负担。如果想平躺，可在腰下垫个不太厚的腰垫，那样会舒服很多。

※ 孕期痔疮——清除"埋伏"非手术治疗

痔疮是怎么形成的？痔是位于直肠下端黏膜及肛管皮肤下，主要由静脉血管及一些结缔组织组成。在正常情况下，"痔"会保持一定程度的充血，起"闭气闭水"的作用，也就是说，当环境不允许人排气和排便时，痔保证气体和粪便不会溢出。但如果人长期处于某种体位或腹压长期较高，使得直肠末端静脉丛的血液回流受阻，导致血管过度充盈、曲张成球状，就形成了痔疮。

孕期，孕妇发生痔疮的概率很高，有的症状已经非常严重，痛得坐不住、走不成路。很多人因此认为这是孕期的正常现象。事实上，从痔疮生成的原因角度来讲，怀孕生理过程本身，并不是痔疮形成的原因。

痔疮的形成是一个长期的过程。而女性在怀孕期间，子宫的增大的确会造成腹压增大，但几个月的时间，并不足以让痔疮从无到有。所以，怀孕期间患有痔疮，一般问题出在怀孕之前，也就是说，孕期患痔疮，往往跟孕前有痔疮

"埋伏"有关。

孕妇患痔疮，宜非手术治疗

痔疮表现比较突出的时段主要在怀孕中后期，往往表现为痔核出现水肿、增大，有的脱出体外后能够复位，有些严重的痔核无法复位，形成嵌顿，甚至缺血性坏死，让孕妇极其痛苦。但是，因为担心治疗对胎儿有影响，很多患者能忍就忍，不愿意到医院接受处理。对此，如果出现较重症状后不及时处理，分娩时的用力可能会造成痔核脱出，这种状态下的疼痛会影响到产妇用力，甚至影响产程。

通常情况下，孕期发生痔，可以采用热水坐浴、弧光照射等物理疗法，使得水肿消失、症状缓解；当症状特别严重时，手术也是可以考虑的。如果表现较为严重或者有其他伴发症状，建议孕妇患者最好还是到正规医院，在医师指导下接受治疗。如果不及时治疗，痔虽然会随着分娩后腹压的正常而回到体内，但是遇到便秘、上火、辛辣刺激等诱因，还会再次发作。

所以，综合来看，预防优先是必由之路。建议女性在准备怀孕之前，最好到医院接受筛查，看是否患有痔，发现有要根治，之后方能怀孕，以免怀孕后期忍受巨大的痛苦。在怀孕期间，要多喝水，保持体内水分充足，饮食以清淡为主，多吃富含纤维素的食物如韭菜、芹菜、白菜等，以促进肠道蠕动，预防便秘；避免辛辣刺激食物，以免给痔疮发作提供诱因。

此外，还要适当进行一些体力活动和肛门保健。比如，孕妇应防止久坐不动，提倡适当的户外活动。如散步、做操等。每日早、晚可做2次缩肛运动，每次30~40遍。这样有利于增强盆底肌肉的力量和肛门周围的血液循环，有利于排便和预防痔疮。还可经常做肛门按摩来改善局部的血液循环。即在排便后先用温水清洗局部，再用热毛巾按压肛门，按顺时针和逆时针方向各按摩15次即可。

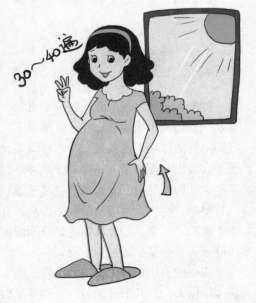

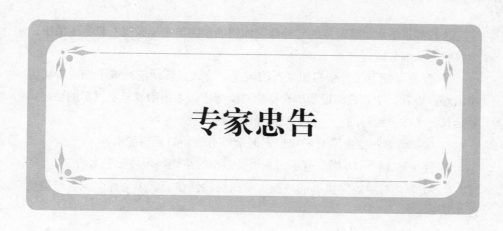

专家忠告

✳ 羊水早破，"补救"从细节抓起

　　破水原本是胎儿临产的信号之一，但现实生活中，往往有早破水的情况。所谓的羊水早破，是指在怀孕末期分娩开始前破水，而对一小部分孕妈妈来说，羊水会在怀孕 37 周，即怀孕 9 个月之前破裂，这就是所谓的羊膜早破。众所周知，一旦羊水破了，保护胎儿不受感染的屏障就被削弱了，感染就可能会从阴道上传到子宫。所以，一旦羊水破了，无论孕妈妈在怀孕几周，都应该尽快去医院,(即使你没有出现宫缩),一般情况下医院会建议你住院观察。

　　破羊水，不同周期处理的方式会不一样，通常情况下，如果孕妈妈怀孕不到 34 周，医师可能会使用宫缩抑制药和抗生素，进行保胎治疗。如果怀孕超过 34 周，破水超过 12 小时还没有临产，医师可能会使用抗生素来预防感染的发生，同时等待自然临产。如果怀孕至少 36 周，通常可以选择引产或继续等待看分娩会不会开始。大约有 90% 怀孕 37 周以上的孕妈妈会在破水后的 24~48 小时自然分娩。在中国，一般情况下，如果你怀孕超过 36 周，破水超过 12~24 小时后还没有临产，医师会采取积极的引产措施。

　　医院是如此，孕妈妈该做点什么呢？如果分娩之前羊水就破了，孕妈妈一定不要慌张可以先用个卫生巾分辨出流出的液体的颜色和量。羊水流出的数量会因人而异，可能是很少的几滴，也可能是很大的量。羊水接近透明，略显浅黄色，刚开始的时候可能会带有血丝。如果大量的羊水一下涌出来，你需要及时去医院。如果时不时流出少量液体，就需要确定这是不是尿液，因为这种情况也可能在怀孕晚期发生。

这些都是羊水早破时候的"补救"，如何能预防羊水早破呢？日常生活中，孕妈妈要从细节做起。

❶ 注意孕期卫生，孕妈如果有阴道炎，应该在怀孕前期或中期，将阴道炎治好。再者，孕妈妈临近预产期不应过度劳累，多胞胎或羊水过多的孕妈妈要延长卧床休息的时间。

❷ 增加营养：维生素 C 和维生素 E 能够有效预防早期破水。

❸ 怀孕第 14 ～ 16 周，有子宫颈闭锁不全的孕妈妈须接受手术治疗。

❹ 要防止对孕妈妈腹部的冲撞，孕妈妈在怀孕最后 1 个月应该暂时避免性生活。

✳ 孕期写真，拍摄的七大注意事项

孕期，尽管失去了曼妙身材，但作为一种特殊阶段，孕期可能是自己一生一次的珍贵体验，所以，越来越多的孕妈妈开始加入到拍"孕期写真"的行列。这里要提醒你一点，拍孕期写真是一件很有意义的事情，但要运筹帷幄，免得让自己花钱买罪受，还留下些许的遗憾。那么，拍孕期写真都有哪些注意事项呢？

注意 1：在孕期七月拍摄

拍孕味写真，最好选择孕期 7~8 个月的时候，因为那时候肚子已经很大了，照出来的效果会好些，而且没有了孕早期的诸多反应，身体和精神状态都比较好。再者，选择合适的天气和时间，防止拍照露着肚子引起感冒而得不偿失。

注意 2：征得家人的同意

拍孕期写真，不只是你一个人的事，拍照前，一定要征得家人尤其是老公的同意，最好能得到老公的大力支持，拍照前，你和老公在心里勾勒出想要的形象和风格，让他陪伴你一起拍"准三口之家照"。

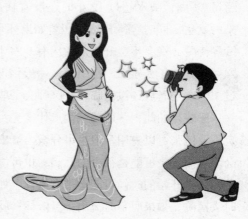

注意3：让自己睡得安稳

拍孕期写真，一定要量力而为，如果体力不支，就不要换太多套衣服，搞得自己很疲倦。再者，拍照的前一天晚上，不要喝太多水，不要熬夜，以免影响自己的拍摄效果和拍照的心情。

注意4：淡妆即可，拍完就卸

孕期最好不要化妆，但如果去拍写真不化妆会效果不好，请化妆师给化淡妆，拍完之后马上卸妆，着装上看，最好带一套自己平时穿的孕妇装，拍出的感觉比较生活化。

注意5：选片时要有自己的计划

选片的张数，孕妈妈要根据自己的计划，比如照片制作成的挂画、相架、相册档次等，依据自己的经济能力选择。

注意6：可约影楼和工作室上门拍摄

虽然不少孕妈妈都愿为自己留下影像纪念，可去影楼又觉得麻烦。而自己拍吧，又怕"手艺"太差，会让自己看上去不美。所以，有的影楼还提供上门拍照的服务，孕妈妈可详细了解后预约。

注意7：自拍一族，要进行细致的规划

有一部分孕妈妈是计划自己在家或户外拍摄的，最大的优势是省钱、省时、省力。但也要注意请身边有一定摄影技巧的人帮助拍摄，比如老公或者闺蜜。至于相机，家庭自用的相机只要使用得当，也基本能满足要求；孕妈妈可自己化妆、搭配好服装和道具，选择一个好天气，在身体舒服的时候进行拍摄。

※ 先苦后甜，三大理由拒绝剖宫产

有过生产经验的孕妈妈会发现：自己第二胎剖宫产的瘢痕比第一胎丑多了，为什么呢？医院没有做好是一个原因，但孕妈妈怀孕之后腹部肌肉被撑得松弛，导致无法回复原来的状态，这是主要原因。

再者，很多孕妈妈求子心切，常听从亲朋好友建议或误信夸大不实的广告，涂抹所谓去疤膏之类的药物，事实上，这些药物并没有真正的疗效。如何避免呢？拒绝剖宫产，自然顺产是一个主要的方式。为什么呢？理由如下。

理由1：剖宫产切口妊娠

剖宫产切口妊娠就是准妈妈做了剖宫产后，在一两年之内再次怀孕，有什么危害呢？临床研究显示，这个时候，受精卵容易附着在切口的瘢痕里，容易造成大出血，严重的可能会危机孕妈妈的生命安全。之所以如此，是因为子宫瘢痕处的血供养料不够丰富，就像某块土地不够肥沃，这时树根想要获取更多的营养，就会越扎越深。同理，受精卵或者胎盘就这样穿透子宫。所以，孕前孕中要做足功课，正确认识剖宫产与顺产是非常有必要的。顺产并不是那么可怕，平时可以通过学习一些辅助分娩的方法，在生宝宝的过程中加以正确应用。

理由2：严重伤害子宫

现如今，剖宫产成为较高的分娩方式之一。殊不知，剖宫产仅是在某种特殊情况下的一种应急措施而已。有相关研究显示，在对子宫造成伤害的不同因素中，剖宫产高居榜首。不少准妈妈都因为害怕疼痛，或者误认为剖宫产的宝宝比顺产分娩的宝宝更加聪明，产后身材也不会受损，因而选择剖宫产。剖宫产手术时，准妈妈要承担麻醉、出血、术后感染等风险，身体恢复也比顺产分娩的准妈妈慢，所以，建议孕妈妈不要图一时之"快"而选择剖宫产。

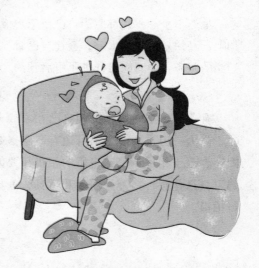

理由3：影响母子感情

研究显示，顺产分娩的妈妈对宝宝的哭泣更为敏感，而剖宫产则可能致使妈妈母性行为减少，阻碍了一种使母亲对孩子产生疼爱情感激素的分泌，改变了母体分娩过程中的"神经和激素体验"，可能使母亲与孩子的亲密程度降低。而顺产分娩刺激准妈妈子宫颈和产生荷尔蒙，宝宝脑部剧烈活动能调节准妈妈的情绪和日常行为，帮助她们日后成功照顾小孩。增强她们对宝宝的情感。这对日后成为好母亲至关重要。

尤其要提说一点的是，现在很多准妈妈为了给孩子出生在一个好的生辰，很早就和医院定好了剖宫产手术的时间。其实这种想法是不正确的，如果连这份最宝贵的亲情都被剖宫产冲淡了，那么，得不偿失的还是准妈妈。

✳ 分娩姿势，生产前的"必修课"

一说到分娩，很多人想到的就是阵痛，总觉得那是横在前面的一道关卡，那么，除了用药和剖宫产之外，顺产妈妈可以做哪些努力呢？采取正确的分娩姿势就是其中的"必修课"。可选择的分娩姿势有：直立、蹲姿、跪、坐、站靠、侧卧、仰卧。

姿势1：坐位分娩法

优点：妇以蹲式骨产道宽度最大，当产妇从平卧位改为蹲式时，骨产道横断面的面积可增加30%，蹲位时出口前后径可增大0.5~2.0cm；改善胎儿的血液循环，减轻胎儿在分娩过程中缺氧的程度。

缺点：产妇久坐后，会阴部容易发生水肿；有急产倾向及进程较快的产妇不应采取坐式分娩。

姿势2：侧卧位分娩法

优点：能使会阴放松，减少下腔静脉受压和防止仰卧位综合征。

缺点：应用此法接生者操作不便。在左枕横位、左枕后位，采取右侧卧位，右枕横位和右枕后位采取左侧卧位，有利于胎儿机转。

姿势3：仰卧位分娩法

优点：对产科处理(如器械助产)及新生儿处理方便,适合医务人员的需要。

缺点：仰卧位时增大的妊娠子宫压迫下腔静脉，使回心血量减少，产妇可出现仰卧位综合征。其结果可诱发胎儿宫内窘迫和产后出血增多；仰卧位分娩使骨盆的可塑性受到限制，产道较狭窄，而且工作效率较低，从而增加难产的机会；胎儿的重力失去应有的作用，导致产程延长，继发宫缩乏力。

✳ 摸清底细，认识3种分娩镇痛药

孕十月,说是痛并快乐着,但其中的阵痛和难受只有产妈妈才知道。当然,除了为了宝宝坚持到底之外,还可与医疗服务人员沟通,了解每种镇痛药的利与弊,适当使用镇痛药。

镇痛药：分娩镇痛药的使用方法很多，如果是通过静脉注射法或肌内注

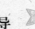

射法，镇痛药会作用于全身。这些镇痛药会对产妇产生不良反应，包括引起困倦和恶心感。对胎儿也有一定的不良反应。

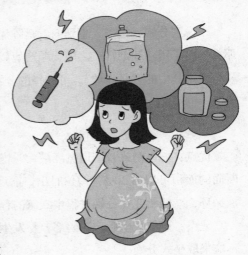

麻醉药：大多数产妈妈分娩时考虑最多的镇痛方法就是局部麻醉。局部麻醉阻塞了产妈妈对身体特定部位的疼痛感知，可用于阴道分娩和剖宫产的止痛。除此之外，还有一种麻醉药，能够减轻肚脐以下身体部位的大部分疼痛，包括分娩时的阴道壁阵痛。这种药麻醉师通过一支细小的导管在产妈妈下背部注射麻醉药进行硬膜外麻醉，其作用于胎儿的麻醉剂微乎其微，但可能会引发母体低血压。

镇静药：从本质上讲，这类药并不能解除疼痛，但是却能帮助紧张的产妈妈放松精神，保持镇静。有时候镇静药会与镇痛药一起使用。需要注意的是，这些药物对于产妈妈和胎儿都有影响，故不常使用。

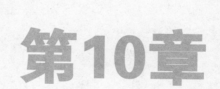

第10章

孕10月
分娩时刻准备着

✳ 胎儿变化：头发粗直光亮，皮肤红润

身长：身长约 52 厘米。

体重：体重约 3200 克。

骨骼：头颅骨质硬，耳朵软骨发育完善。

发肤：头发粗直光亮，皮肤红润。

其他：胎儿已发育成熟，胎儿的头部已固定在骨盆中，并不断向下运动，为分娩做准备。

✳ 孕妈妈变化：经常会发生无规律的阵痛

子宫：子宫颈变得柔软，阴道黏膜肥厚、充血，分泌物增加，子宫收缩频繁。

乳房：乳房的腺体明显扩张，经常会发生无规律的阵痛。

其他：孕妈妈的动作越发笨拙费力，对胎动的次数及强度感觉不如以前明显。

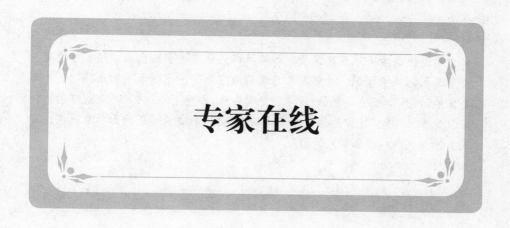

专家在线

❋ 见红——迎接胎儿的"临产信号"

经过漫长的孕育与等待，孕妈妈终于进入产房准备迎接宝宝的诞生。就要到期盼很久的那个日子了，这期间，宝宝驾到有什么信号吗？该如何从容面对？

见红是胎儿临产的信号之一，那么，什么是见红？在分娩发动前24~48小时，因宫颈内附件的胎膜与该处的子宫壁分离，毛细血管破裂经阴道排出少量血液，与宫颈管内的黏液栓相混排出，称为见红，是分娩即将开始比较可靠的征象。

一般来说，所谓的"见红"并不专指红色。茶褐色、粉红色、红色都是可能出现的颜色；出血量明显比生理期的出血量少；一般在阵痛前24小时出现，但因人而异；混合黏液流出，质地黏稠后的24小时内就会开始阵痛，进入分娩阶段。但是实际情况是很多人见红后几天甚至1周后才分娩。个体差异很大，所以关键在于见红后要观察它的形状、颜色、量等再做判断。如果较多超过月经量，或有鲜血时，或大量涌出，并且伴有腹痛的感觉，就要立刻到医院就诊。这可能是胎盘剥离引起血管破裂而造成的出血，而非分娩先兆。

见红应该马上去医院吗？见红实际上就是阴道有少许的出血，如果是在足月期，意味着可能要分娩了。此时如果出血不多的话，没必要急于马上去医院；如果出血跟月经量似的或者比月经量多的，就要去医院，可能有其他异常情况发生。

见红之后如何应对？如果只是淡淡的血丝，量也不多，孕妈妈可以留在家里观察，注意不要太过操劳，避免剧烈运动就可以了。如果流出鲜血，超过生理期的出血量，或者伴有腹痛的感觉，就要马上入院就诊。

阴道出血后不可盲目保胎。如果孕妈妈是在早孕期出血，经 B 超没有发现胚胎的异常情况，就要参考患者的激素水平，孕酮水平如果降低，才会保胎治疗。如果决定保胎，就需要绝对卧床，不能下地。其实不是这样的，像日常生活、散步这样的活动还是可以继续的，只是应适当增加休息时间，减少剧烈运动和缓解紧张情绪。

✳ 阵痛——子宫收缩产生的"临产信号"

　　什么是阵痛？所谓的产前阵痛就是胎儿分娩前，子宫收缩所产生的疼痛。当胎儿发育完成，孕期即将结束，子宫会开始收缩，让胎儿缓缓从子宫颈下降，藉由不断地收缩紧绷，推动胎儿。在子宫颈开 2 指以后，子宫收缩的频率及强度会越来越增加，也就是越来越密、越来越痛，3~5 分钟收缩 1 次，每次持续 30~40 秒；在接近子宫口全开的时候，子宫收缩可密集到 1~2 分钟收缩 1 次，每次持续 45~60 秒。当胎儿下降到骨盆，压迫到耻骨，疼痛的部位会从上腹部转移到下腹部。这就是阵痛。

　　一般而言，一天内可感觉子宫规律地收缩 6 次以上，表示阵痛开始了。初次生产的孕妇每 10 分钟阵痛一次时，或有生产经验的孕妇每 15~20 分钟阵痛一次时，即要入院。到了分娩前 1 个月，如果出现频繁的、不规律的子宫收缩，就是"前驱阵痛"。而真正的阵痛宫缩间隔时间会越来越短，痛感也会越来越强烈。如果阵痛的间隔时间突然变短，必须马上与医院联系。

　　需要注意的是，阵痛有真痛和假痛的区别。临产前，孕妇常会有下腹部发紧的感觉，这种痛是子宫受到刺激而产生的宫缩，具有规则性，疼痛感觉强烈，无法因走动而改善，痛部在腹部、背部、尾椎骨处，子宫颈因子宫收宫而渐扩张，这属于是真痛；而痛发生在生产前 3~4 周，无规则性，因为走动会改善疼痛的感觉，痛发生部位限下腹及腹股沟，很少扩展至背部，子宫颈没有扩张，这属于假痛。

　　下面对阵痛的时间与所需做的工作介绍如下。

阵痛的间隔时间与准备工作

1. 一天阵痛数次

(1) 一般而言，这种情况到分娩往往还会持续一段时间；

(2) 如方便，可洗澡洗头。

(3) 联系好住院用的交通工具，做好准备。

2. 每隔 1 小时左右阵痛 1 次

(1) 必须引起注意；

(2) 准备好待产包做住院的准备；

(3) 医院如离住地较远，更应早做准备，如在 1 小时行程之内，就不必惊慌。

3. 每隔 20 ～ 30 分钟 1 次阵痛

(1) 强烈地痛起来了，忍耐吧；

(2) 可能会见红。疼痛既强烈，持续时间又冗长。

(3) 在疼痛间隙，可吃些有营养易消化的食品，如牛奶，奶酪，水果等。如果是夜间住院的话，请准备一些点心。

4. 每隔 10 ～ 15 分 1 次阵痛

必须立即住院；如果有破水现象应平躺入院。

阵痛时是否可以大量饮水？可以。如无特别异样的感觉，临产后，为了储备分娩要消耗大量的能量，我们鼓励产妇多进食多喝水，有时候到临产时，产妇痛得自己不能进食或者进水，医师、护士都喂她，要给她擦汗，拿着吸管给她喝水。

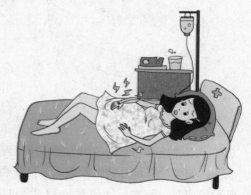

阵痛开始想上卫生间怎么办？没关系，只要没有大量的阴道出血或者没有脱水，可以去卫生间。如果有可能是胎儿的头已经进入阴道里，可能是要生的表现，这个时候就请医师来检查一下，不要自己轻易地去卫生间。另外还有一种情况，医师告诉你宫口开得很大了，这个时候胎儿在阴道里刺激直肠，感觉想排便，不是真正的排便，这个时候不要去卫生间了。如果去卫生间，会把孩子生在卫生间。

什么情况下需要去医院？具体情况分情况而论，如果你没有一些孕期的或者内科的还有产时的合并症或者并发症，医师也没有说你的孩子有什么特殊问题的时候，一般你要等着有临产征兆以后再去医院；如果在夜里腹部有点痛，也没有破水，不见得急于到医院待产；如果腹部痛得很规律了，阴道出血，跟月经量似的，或者比月经量还多或者阵痛每隔 10 分钟 1 次，孕妈妈就可以入院待产。

❋ 破水——卵膜破裂流出羊水的"临产信号"

什么是破水？阴道突然流出清亮的液体，包裹胎儿的卵膜破裂使羊水流出，称为破水，稍黏、无色与尿液相似，有时含胎粪或胎脂，称为"胎膜破裂"。一般先阵痛才破水，但也有无阵痛即破水。破水发生时要立即入院待产，研究显示，破水羊水大量流出后，脐带可能会随压力带动或因为重力作用而导致脱垂。一旦脐带脱垂就可能导致胎儿缺氧、组织器官坏死，甚至胎死腹中。

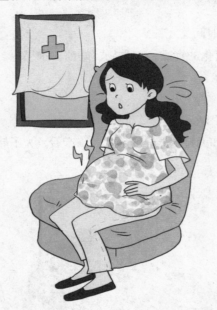

破水和漏尿有什么区别？如果是漏尿的话，基本上自己可以控制尿的流出，但是羊水是无意识的，不能控制，并且是持续性的。单从性状上很难区分羊水和尿液，最好还是立即平卧，由家人送到医院通过检查 pH 或是观察宫颈黏膜来判断。

破水有必要时刻带卫生巾吗？没有必要，垫着卫生巾还会增加感染的机会，一般破水以后，自己能感觉出来，这个时候可以垫些护垫，护垫最好要干净、清洁，因为破水以后，阴道的细菌可以直接进入，造成宫内感染，这个时候最好是干净的内裤和干净的卫生巾。

再者，从心理上来看，这个时候要平静对待，不必担心和惊慌，因为胎宝宝已经足月了，这个时候生对孩子没有什么危害。如果没有足月的时候破水，可能会造成早产的情况，不管什么情况，都要积极应对。破水后如果 6 ～ 12 个小时没有分娩迹象，为防止细菌感染，医师会使用缩宫素来帮助孕妈妈进入产程，开始分娩。

洗澡时发生破水该怎么办？洗澡时，如果发生了破水，马上擦干身体，让家人带你到医院就可以了。

🅰 特别提醒

多数产妇能预测预产期是哪一天，但却无法预测是什么时刻。一般说，即将分娩时子宫会以固定的时间周期收缩。收缩时腹部变硬，停止收缩时子宫放松，腹部变软。

✳ 助产，准爸爸也助分娩一臂之力

十月怀胎一朝分娩，这个重要的时刻，准爸爸也要出一份力。接下来一起看看准爸爸可给准妈妈分娩做的 N 件事！

1. 补充水分和食物

由于这一阶段准妈妈的阵痛感受尚未达到高峰，多准备些产妇喜爱的食物，如鸡汤面、花色粥、蛋饺面、乌鱼面等，可以帮助准妈妈有足够的体力面对生产。也可以准备一些如猪肉脯、牛肉干、巧克力等高能量、小体积的零食为产妇加油，同时要随时询问准妈妈是否口渴，及时为她补充温开水，最好在水杯中附上一支长吸管，这样方便准妈妈在半躺卧的状态下摄取水分。

2. 认真观察子宫收缩与胎儿的心跳

准爸爸可以观察床边的胎心音以及阵痛监测器，来了解母体与胎儿的状况。有心的准爸爸，还可以准备一个本子，记录每小时中出现的阵痛次数和胎心音监测结果，提供给助产士做参考。

3. 协助准妈妈如厕

有些准妈妈会害怕自己出现电影上的状况：把孩子生在了便桶里。这种臆想加剧了如厕时的紧张，准爸爸可以搀扶她去，告诉她这种恐慌是不必要的。

4. 协助更换产垫

在待产过程中，护理人员会在准妈妈的臀部下方垫上一层产垫，保持被褥的清洁。在待产过程中，随时可能会出现下体出血或大量流水的状况，准爸爸要随时观察产垫的状况，一方面是提醒护理人员来更换，一方面也是监控产妇是否"破水"。一旦产妇身下有大量液体流出，可能是羊水已破，医护人员将尽量缩短产程来确保胎儿安全。破水与未破水的处理方法不一样，这一点准爸爸要牢记。

5. 轻轻按摩减痛

有针对性地按摩可以大大缓解准妈妈的痉挛式产痛和坠酸式产痛。准爸爸可以依次按摩妻子的脊椎、尾骨、大腿内侧、腹部、臀部、头颈、上臂以及双脚。按摩脊椎时，先将两指张开，顺着脊椎两侧下滑数次，再用拇指指腹，沿着脊椎两侧下滑数次，再用拇指指腹，沿着脊椎两侧，一节一节轻轻按压；在妻子的阵痛来临时，以手掌贴住尾骨部位，抵紧片刻后以轻轻画圆的方式按摩，大腿内侧也可画圆按摩，这可以避免腿部痉挛，并放松会阴；在阵痛间隙，可让准妈妈趴在床边，由准爸爸替她按摩臀部；然后仰卧放松，用从外向里的打圈方式按摩腹部，还可以轻柔地按摩头颈、上臂和水肿的双足，这都有利于产妇恢复体力来迎接下一波阵痛。

6. 呼吸减痛

正确的呼吸方案可以帮助产程顺利进行，减少宫缩时的疼痛。产痛来临时准妈妈时常忘记其中的一些呼吸原则，准爸爸要记得提醒她。在宫缩 5 分钟 1 次的"规律产痛"来临前，应采取慢而深的呼吸；而在宫缩规律而频繁之后，要采取短而快的呼吸方法。而在子宫开全前 1 小时，即宫口开到 8~10 指时，可换用先快速呼吸 4 次后快速吹气 1 次的节奏，并维持此节奏直到上产床。

7. 准爸爸准确站位，并随时告知产妇分娩的进程

准爸爸的站位应以不妨碍医护人员行动为条件，站在产妇的左侧方较好。因为产妇看不见胎儿娩出的情况，而且产妇到这一阶段多半在"精疲力竭"地冲刺，因此鼓励性的话语必不可少："我看到宝宝的头了，他想出来！""还差一点点！你做得很棒！咱们就要成功了，握着我的手！再来一次。"诸如此类的鼓励必不可少。

8. 辅导产妇用力

咬紧牙根和将脸痛苦地揪成一团的分娩毫无用处，因此准爸爸这个"贴身教练"一定要辅导产妇准确地应对阵痛，让她睁开眼睛看肚脐，收缩下巴将嘴巴紧闭，而依靠腰背部下坠和足跟踩踏的力量将胎儿娩出。准爸爸不妨轻拍准妈妈的手臂和肩膀，让她尽量在阵痛间隙放松，然后伴随下次宫缩，手握产床旁边的把杆，将力量汇集到下半身。

9. 补充水分

在娩出过程中，产妇大汗淋漓，消耗了相当大的体力，准爸爸不妨用棉花棒蘸上开水，擦拭在产妇的双唇上，以补充水分。

10. 提醒莫忘呼吸方式

这一阶段准爸爸要提醒准妈妈正确的呼吸方式，大口吸气后憋气，往下用力，吐气后再憋气，用力直到宫缩结束；而当胎头娩出 2/3 或产妇有强烈的便意感时，要哈气，即嘴巴张开，全身放松，像喘息般急促呼吸，切不要用力过猛，使会阴严重裂伤。

11."后产期"准爸爸可做的 N 件事

后产期是指胎盘娩出的时期，这一时期阵痛已弱，母子平安，准爸爸也可以舒一口气了。

12. 拍摄整个迎接新生命的过程

包括剪断并结扎脐带、过磅、护士向产妇展示新生儿性别、护士填写出生卡片，给孩子脚上套辨别卡片，产妈妈欣慰的笑容等，作为日后珍藏的记忆。准爸爸除非受到妻子鼓励，一般不要在娩出期录像，免得被责怪为"心猿意马"。产程进入"后产期"时，产妇心理已经放松，会对丈夫的"史料性拍摄"持配合态度。

13. 继续观察陪伴产妈妈

千万不要在胎盘一娩出，就出去放松一下。六成以上的产后大出血会发生在产后 1 小时内。因此，准爸爸继续跟到观察室休养并观察约 30 分钟，预防意外发生，就显得十分重要。这一时期，孩子已被送去清洗包裹，夫妻静静相对，说一些安慰和感激的话，对彼此的感情升华十分有用。

14. 协助哺喂母乳

自然分娩的妈妈，在产后半小时内就会接手照料宝宝的任务。此时她已耗尽体力，可能连把孩子抱过来吸吮母乳的力气也不够了，爸爸可以在一旁协助妈妈哺喂母乳。

提示：准爸爸自己的"心理备课"

准爸爸一定要事先做好分娩的"心理备课"，先照料好自己，才能照料好准妈妈。

告诉自己待产是一场"持久战"，自己要做好打持久战的准备。

别忘了给自己带上干净的衬衣、舒适的鞋、足够吃饱的点心，带上一两本漫画书或笑话书，为自己和妻子的交流预备谈资。

15. 不要在意妻子的"拒绝"

有时，准妈妈可能会变得急躁易怒，变化无常。比如，她可能因分娩之痛迁怒于你；再比如，她刚才还很享受你的按摩，这会儿却又讨厌你的触摸；刚才她还乐于听你讲笑话，这会儿又嫌你啰唆。不要对此太在意，因为产妇只是在对正在经历的疼痛做出反应而已。

16. 清楚自己的能力，做自己该做的事

准爸爸没必要插手医护人员的处理方式。放心让医护人员去做他们的工作，你只要集中精力安抚好准妈妈的情绪就好了。

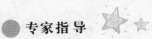

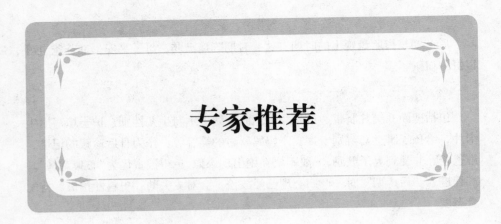

专家推荐

❋ 缺啥补啥：孕10月补充营养孕妈妈吃点啥

到了孕10月，孕妇应该限制脂肪和糖类等热量的摄入，以免胎儿过大，影响顺利分娩。为了储备分娩时消耗的能量，你应该多吃富含蛋白质、糖类等能量较高的食品。在这个月里，由于胎儿的生长发育已经基本成熟，如果你还在服用钙剂和鱼肝油的话，应该停止服用，以免加重代谢负担。

怎么吃呢？孕10月，越是接近临产，就越应多吃些含铁质的蔬菜(如菠菜、紫菜、芹菜、海带、黑木耳等)。因为此时孕妇胃肠受到了压迫，可能会有便秘或腹泻。所以，一定要增加进餐的次数，每日可增至5餐以上，每次少吃一些，而且应吃一些容易消化的食物。不仅如此，孕妇选应择体积小、营养价值高的食物，如肉类食物等，减少营养价值低而体积大的食物，如土豆、红薯等，着重补充维生素、蛋白质、糖类等能量较高的食品，尤其以硫胺素最为重要，避免产程延长，分娩困难。

饮食推荐如下

铁类：菠菜、紫菜、芹菜、海带、黑木耳、牛肉、瘦肉、肝、肾、蛋黄。

钙：大米、小麦、玉米、麦麸、大豆、赤豆、马铃薯。

维生素：牛奶、奶渣、酸牛奶、蛋黄、蘑菇、西红柿、草莓、卷心菜。

✳ 饮食推荐：孕10月饮食保健多吃助产食品

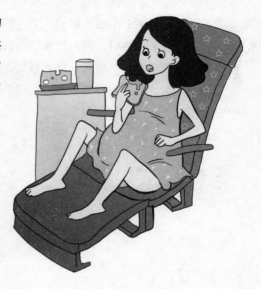

分娩期指成熟胎儿及其附属物由母体娩出体外的过程。分娩期共分三个产程。第一产程指子宫从有规律收缩开始至宫口完全开放。第二产程指从宫口开全至胎儿娩出。第三产程指胎儿娩出后至胎盘娩出。在分娩过程中，肠胃道消化、吸收功能均减弱。第一产程时可能有反射性呕吐，产程延长时可出现肠胀气。第一产程占分娩过程的大部分，时间较长。由于阵痛，产妇睡眠、休息和饮食均受影响，精力、体力消耗较大。

在第一产程时应鼓励产妇尽可能多吃些东西（初产妇更应注意），以保证第二产程（娩出期）能有足够的力量完成分娩的全过程。这时，应供给糖类食物，因它在胃中停留时间短。蛋白质与脂肪则在胃中停留时间比较长，可能在宫缩紧张时会引起产妇的不适感或恶心、呕吐。食物应结合产妇喜好，给以半流质或软食，以稀软、清淡、易消化为主，如面包、饼干、糕点、面片、挂面以及果汁、水果或肉汤粥等，并少食多餐，不要饮牛奶。

在接近第二产程时，可为产妇提供果汁、藕粉、去油肉汤、蛋花汤等流质食品。不愿摄食时，不必勉强，以免引起呕吐。一般第二产程较短，多数产妇不愿摄食，愿摄食者也可按以上原则供给。

✳ 栗子粥：控制体重，吃对是上上之选

坚果营养丰富，其中的脂肪对于胎儿脑部的发育是很重要的。而且坚果可以让你饿得不那么快，从而合理减少饮食摄入量，达到控制体重的目标。

可以用一些不饱和脂肪（在坚果中发现的一类有益于心脏健康的脂肪）取代饱和脂肪（在肉类和黄油中发现的）。因此，孕妇每天应摄入28克左右的干

果，不仅能提供所需营养，还能避免食用某些容易引起过敏的食物。

推荐美食：栗子粥

原料：大米粥 1 小碗，栗子 3 个，精盐适量。

做法：栗子煮熟后，剥去外皮和内皮后研碎放入大米粥中，搅拌均匀，继续倒入锅内煮至烂熟。加入一点点精盐，调匀后即可。

功效：本品有补虚养身、调肾壮腰的功效，适合于孕晚期控制体重和增加产力之用。

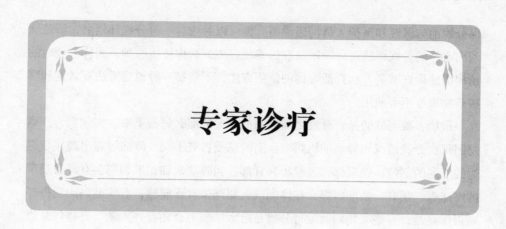

专家诊疗

❋ 分娩疼痛——积极预防，做好三大准备

熬过了十月怀胎的艰辛孕程，该到一朝分娩的时候了，这时对准妈妈来讲，选择一种合适的分娩方式尤为重要。因为这关系到她生产的顺利和母子是否平安，因此，事关重大，必须慎重考虑，该做哪些准备呢？

1. 心理助产分娩法

这是美国准妈妈采用比较多的分娩方法之一。所以，这之前，建议准妈妈参加一些分娩类课程，以便了解缓解产痛的各种技巧，以及从形象化分娩过程到强健肌肉、支撑子宫的伸展运动全都包括在内的方法。事实表明，做好分娩准备，接受分娩教育，你就能清楚地知道哪种镇痛治疗法最适合你。这其中要肯定的是，准妈妈满怀自信地迎接分娩的到来，是心理助产的重中之重。

2. 布拉德利分娩法

这种方法主要目标是尽量避免使用药物，强调自然的分娩过程，注重怀孕期准妈妈良好的营养供给和运动，以及深呼吸和精神放松。此外，这种分娩方法还强调胎儿父亲积极参与助产的行动。值得说明的是，虽然布拉德利分娩法提倡无药物分娩，但是这种分娩方法在课程中也讨论到遇到意外的复杂情况和情形，如紧急情况下的剖宫产。

3. 拟定分娩计划书

分娩镇痛，如果你不想使用药物镇痛，而是选择控制产痛的方法，最好确保分娩前与医院和医护人员沟通说明。你可以考虑写一份分娩计划书，清楚地列出自己的分娩镇痛选择顺序。准妈妈最好咨询帮你接生医师，为你分娩时的镇痛措施做好准备，选择适合你的镇痛方法，了解每一种镇痛方法有效度和哪些药物最好不要使用。

最后，要明确的是，分娩之痛并非如夸大的那么痛苦不堪。实际上，产痛是因每次分娩情况而异。准妈妈对产痛的感受各有不同：阵痛可能出现在孕妈妈的不同的部位，如腹部、腹股沟和背部。当阵痛来临，准妈妈会有浑身痉挛的疼痛感，还有一些准妈妈会在体侧或大腿部位有疼痛感；有些准妈妈觉得产痛很像痛经；有些准妈妈就觉得分娩是巨大的压力；还有些人觉得产痛像是腹泻的感觉。

❋ 乳汁不足——不用愁，教你 3 招催奶术

不少新妈妈分娩之后会有奶水不足的情况，这些新妈妈中可能因为工作、身材、习俗等方面的原因，正受到母乳哺育的困扰。如何才能走出困境又不让刚刚驾到的宝宝受罪呢？以下几点帮你催奶除困扰。

1. 让孩子吮吸奶头

一般而言,女性刚生产完后不会立刻有奶水,但产后先让新生儿吸吮乳头,可以刺激乳汁分泌,奶会下得更快。研究证明，宝宝吮吸是新妈妈下奶的最好方式。任何催乳方式都比不上新生儿的吮吸,吮吸越频繁,出奶越顺利。

2. 热敷乳房催奶法

可以适当热敷乳房，但热敷对出奶本身没有太大的作用，只是促进血液循环疏通乳腺。

3. 炖鲫鱼汤、猪蹄汤

催奶按照民间传统，女性在分娩后大多会饮用鲫鱼汤、猪蹄汤催奶，这是有一定道理的，具体做法如下。

(1) 鲫鱼汤:鲫鱼 1 条 (约 400 克)，黄酒、酱油、盐、糖、胡椒粉、味精、茴香、麻油、姜汁、葱、汤、油各适量。把鲫鱼洗净后斩去头尾，剁成上下两片，再斩成 5 厘米见方的块，放入盐、姜汁、酒腌渍;葱切成长段;油锅烧热,

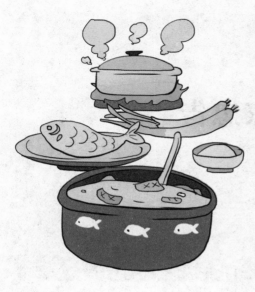

放入鱼块炸至外香里嫩（需复炸）捞出；锅留底油，放入葱煸香，加入酒、酱油、盐、糖、味精、茴香、胡椒粉、汤烧开，将鱼块浸入汁中，滴上麻油，即可出锅装盘。鲫鱼汤含有丰富的蛋白质，有催乳、下乳的作用，对母体身体恢复也有很好的补益作用。

(2) 猪蹄汤：猪蹄1只，通草60克，葱白适量。用水2升，煮取800毫升，入酒适量和服。用于妇人气血虚弱，经络不调，乳汁不下。

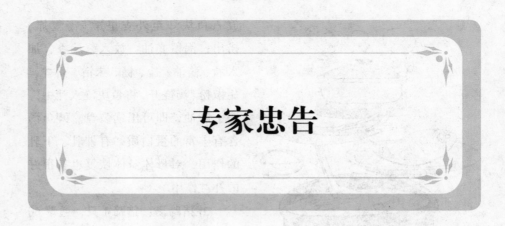

专家忠告

※ 住院待产，你需要准备的物品

宝宝就要降临人间，预产期前后随时都要待产产房，去之前，该准备点啥呢？这里列一个清单，让你对照准备，不落下东西。

准备 1：宝宝的衣物

为宝宝准备衣服，从里到外都应该是新的，而且棉质料较好。准备的物件有内衣、小棉袄，不怕拆洗麻烦的话就直接穿棉袄，要不得穿两次，内衣一件，棉袄 1 件。衣服也建议带两套，出院时换套干净的。除了穿的衣服之外，还有护脐的围兜，就是在肚子上缠一圈，特别要注意别沾水。因为假如是男孩子的话，躺着的时候尿往上尿，湿到尿布容易碰到肚脐。

准备 2：宝宝生活品

尿垫 2 块，尿布若干。这里要说明的是，刚出生的宝宝用尿布就行了，不要用尿不湿，防止气温下降，换尿不湿不方便；护臀霜和松花粉准备一个，如果宝宝不穿裤子，打理好后，就可以直接用大块尿布一裹就行了；纱布若干，用处很多，给宝宝当围嘴用，或者擦脸擦小手、洗臀部用；准备大毛巾 1 块，这个是出院时候盖住宝宝头部的。

准备 3：喂养必用品

奶瓶 2 个（喝奶粉 1 个，喝水 1 个），奶粉、葡萄糖。还可以准备个小勺子（感温勺）和宝宝专用小杯子，可以用小勺子给宝宝喂水。

准备 4：新妈妈用品

衣服 2 套。上衣一定是开衫，方便哺乳。裤子就穿原来的孕妇裤，腰部可以调节的，要松快，不能紧。如果天冷，还要准备好帽子或围巾，免得见风受寒。厚袜子 2 双，出院时穿的平底鞋。此外，卫生巾 1 包，不买产妇专用巾，买平时用的夜用加长的也行。

生育保险单，办住院手续时候就拿出来，不用交住院押金。孕检的那一套东西全部带着，还有那个红本子，生殖保健服务证，就是准生证也带着，身份证，出院办出生证明时都能用到。还需要把宝宝名字想好，名字定不下来的话，出生证明不给开，据说如果现在随便定个名字，以后入户口不能改。

❋ 不愁难产，做产检、多锻炼、重饮食

临产了，很多人都会担心难产，这个时候该怎么办？产检、锻炼、饮食三者一个都不能少。

1. 做产检

孕期不能存在侥幸心理，认为自己身体健康，一定没事。要坚持做产检。产检一方面是检查母体是否有有关疾病，另一方面检查胎儿是否发育正常，能有效对整个孕期进行监测，所以还是非常必要的。比如，胎位不正是导致难产的一个重要原因，通过产检能早期发现，并及时调整，使得分娩更顺利。

一般检查：这种检查能及时发现胎儿发育情况，身材矮小、胎位异常、准妈妈临产前胎头未入盆及（或）有悬垂腹者都表明骨盆可能狭窄。跛行者，骨盆可能倾斜。

盆骨测量：骶耻外径 17 厘米应怀疑为扁平骨盆，各径小于正常值 1.5 厘米以上者为均小骨盆，坐骨结节间径在 7 厘米以下者，多同时存在中段狭窄，应进一步骨盆内测量。

2. 多锻炼

有些准妈妈本身不爱运动，尤其是孕晚期，挺着大肚子什么都不想干，有的人美其名为了胎儿安全尽量不活动，这样不可取。专家提醒，如果身体条件允许，在孕期应该进行适当的活动。

事实上，分娩是一项相当耗费精力和体力的运动，准妈妈们应该为了顺利分娩积蓄能量。如坚持做孕期运动，不但有利于控制孕期体重，还可以增加腹

肌、腰背肌和骨盆底肌肉的张力和弹性，使关节韧带松弛柔软，有助于分娩时肌肉放松，减少产道的阻力，使胎儿能较快地通过产道。研究显示，正常阴道产率显著高于没有做体操的准妈妈，产程也较后者短。此外，孕期体操还可缓解准妈妈的疲劳和压力，增强自然分娩的信心。

3. 重饮食

胎儿太大，是现在导致难产的最主要原因。因此，准妈妈在孕期应该合理营养。宝宝的体重超过 4000 克（医学上称为巨大儿），准妈妈难产率会大大增加。为了控制新生儿的体重，妊娠期间准妈妈在保证营养均衡的情况下，多吃新鲜蔬菜。

※ 顺产旧谈，4 种顺产谣言的"真相"

孕晚期，选择什么样的生产方式，不少孕妈妈很纠结，一方面碍于老人的"经验之谈"，一方面又碍于现代医学科学见解。那么，"真相"如何？到底该怎么办呢？

1. 顺产旧谈——个子小没力气顺产

顺产是个体力活，在常人的眼中，个子太小根本无法胜任。所以，现实中就存在很多人个子小了，亲戚朋友都劝其剖宫产，说什么"个子小不好生产，万一顺产不顺利，还是要重新剖宫产"之类的话。

真相：小个子妈妈也能顺产小宝宝。分娩是一个复杂的过程，生产的时候，子宫收缩是靠自主神经的收缩，这个力量是常人难以预想到的大。其实正常女性都具有产力，最关键的是在生产的时候注意用力的技巧。所以，小个子的孕妈妈们可以在医师的指导下，合理补充营养，控制自己及胎儿体重的正常增长，提前进行骨盆肌肉的锻炼等，为顺产做好准备。

2. 顺产旧谈——影响性生活

很多人认为，生完孩子之后会出现阴道松弛现象，事实上，这也是很多孕妈妈选择剖宫产的原因，害怕产后性生活出现不和谐，从而影响新的家庭生活。

真相：生产的当下，是会影响阴道的松弛度，但只要产后恢复锻炼，顺产不会影响性生活。因为阴道松弛实质上是盆底功能障碍性疾病的一种表现形式，或多或少都会影响到女性的盆底本身。但不可忽略的是，阴道本身有一定的修复功能，产后出现的扩张现象在产后 3 个月即可恢复。产后新妈妈可以通过提肛运动、收缩运动等锻炼来加强阴道弹性的恢复，促进阴道紧实，完全不影响产后性生活。

3. 顺产旧谈——顺产会更痛

说到底，痛不痛只是一种个人感受。更多的是，很多孕妈妈对电视中分娩时候那种声嘶力竭的恐惧和担心，好像生孩子是一件疼痛难忍的事情。于是，怕痛的孕妈妈们纷纷选择麻醉，然后剖宫产。

真相：学会转移注意力，掌握正确的分娩呼吸法，顺产也不那么痛。顺产也是有一套医学上的顺序的。顺产一般分为第一产程（6~12 小时）养精蓄锐、休息、进食；第二产程（1~2 小时）极限冲刺、配合用力、可见胎头、破水、用力和呼吸；第三产程（3~30 分钟）胎盘娩出、比较轻松。在专业医师的指导下，分散注意力，正确地呼吸用力，顺产也是不可怕的。

4. 顺产旧谈——不容易恢复体形

当今的孕妈妈们，大多是职场丽人，甚至是驰骋职场的"女强人"，所以，大多孕妈妈都会更加注重自身的形象。生孩子都必须经历老人家常说的"开骨缝"，是指孕妈妈在怀孕期间会产生一种帮助骨关节之间的肌肉韧带松弛的激素，由此，很多孕妈妈们都担心如果选择顺产，将会对自己的体形形成破坏。

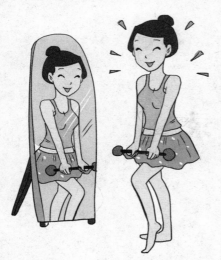

真相：顺产还会增强体型的美。在生完宝宝之后，随着体内激素水平的整体下降，孕妈妈韧带也会恢复到孕前的状况，"骨缝"也会随之恢复，如果孕妈妈们可以结合自身的身体状况，及早、适当做一些产妇体操，加强肌肉的张力，这些都能够帮助孕妈妈慢慢恢复体形，甚至较之孕前更好的状况。加之在顺产的过程中，还会帮助你消耗掉一部分在孕期积聚的脂肪，因此通常比剖宫产恢复得更快一些。

附　录A

从怀孕到分娩需
要做哪些检查

　　从制订怀孕计划、怀孕到分娩，孕妇需要定期进行产前检查。很多人嫌麻烦，但孕期看上去烦琐的检查却能够及早发现并防治合并症和并发症，及时纠正异常胎位，发现胎儿异常，确定分娩方式，最大限度地保障孕妇安全产下健康的宝宝。所以，孕产期的检查依然重要，不可忽视。

1. 孕前检查

　　⑴ 孕前女方检查：主要有常规妇科检查、优生五项、染色检查等，心脏检查、结石检查也很有必要的。

　　⑵ 孕前男方检查：主要有精子检查、染色检查等，有条件的话可以做身体健康检查。

2. 孕期检查

　　怀孕后的第一次系统检查，一般包括贫血检查、血型检查、肝炎检查、梅毒检查、风疹检查、尿液检查、宫颈细胞学诊断等项目。

　　从检查的频率来看，做到不过分频繁检查也不落下一项检查为好。具体说来，从怀孕到分娩，孕妈妈会经历各种孕期检查项目，以便及时观察母体健康与胎儿发育状况。一般在怀孕 6~8 周到医院确认是否怀孕及具体孕周；此后至怀孕 28 周以前，每 4 个孕周检查 1 次；怀孕 28~38 周时提高到每 2 周检查 1 次；到怀孕 38 周以后，则需要每周都进行检查。

　　⑴ 贫血检查：通过提取血液中的血红蛋白值来判断是否贫血。此项检查要说明的是，怀孕前正常，怀孕后也很可能会出现贫血。这是很多人替代检查的"借口"。如果服用铁剂，建议在怀孕 4 个月之后再开始服用。此外，缺乏叶酸不仅会导致营养性大细胞性贫血，还会引起胎儿神经系统畸形。因此，从

怀孕前 1 个月到怀孕后 14 周期间都需要服用叶酸。

(2) 肝炎检查：孕妇在以前患过，或是目前正患肝炎的情况下分娩，可能会通过血液和分泌物将病毒传染给胎儿。这时需要给胎儿注射免疫球蛋白。如果孕妇没有肝炎抗体还需要注射预防疫苗，已经患有肝炎的女性最好接受治疗后再怀孕。

(3) 风疹检查：免疫力低的孕妇在孕早期感染风疹后产下畸形儿的比率为80%，感染后的孩子还有可能成为听力障碍、白内障、心脏疾病、发育障碍等先天性畸形儿。孕妇在怀孕 6 个月后感染风疹对胎儿几乎没有影响，不用特别担心。需要注意的是，孕前 3 个月内及怀孕期间不能注射预防疫苗。

(4) 梅毒检查：患有梅毒的孕妇在怀孕 5~6 个月容易出现流产、死胎，并对孕妇健康造成很大损害。因此孕妇需要在准备怀孕前接受相应检查，梅毒检查是通过血液检查进行的，有必要在怀孕前或怀孕 14 周内进行此种检查。需要特别注意的是，梅毒是通过性交传播的，如果检查结果呈阳性，应对丈夫也进行检查。

(5) 血型检查：孕妇检查血型主要是为治疗孕产期发生的出血性疾病做好准备。第一次测定可在孕 16 周时，作为抗体基础水平，然后于孕 28~30 周做第二次测定，以后每隔 2~4 周重复一次，监测抗体上升速度。如抗体效价升高，则需及时应用药物治疗，以预防溶血的发生或降低其危害性。因为一旦发生此种免疫性溶血，对孕妇影响不大，但对胎儿或新生儿危害极大：孕期可导致流产、早产、胎儿宫内发育迟缓、胎儿宫内窘迫、死胎、死产等。

(6) 问诊：问诊的内容主要包括孕妇的年龄、职业，月经初潮年龄和月经周期，怀孕、分娩和流产经历，末次月经第一天的日期，怀孕后出现的症状，有无糖尿病或高血压病史及家族病史，是否患过特殊疾病，家族遗传病史，怀孕后服药及过敏现象等。去医院之前最好为相关问题准备好答案。

(7) 尿液检查：怀孕后尿液里含有人绒毛膜促性腺激素，受精后第 7 天，就能在孕妇的尿中测出。此外还要检查是否有糖尿病、蛋白尿、尿路感染等。

(8) 产科检查：主要指医师通过内诊对阴道及腹部进行检查，以检查阴道、子宫颈的状况，以及子宫和卵巢的状态、位置、大小等，并进行子宫颈细胞学检查。内诊时需注意放松，不能用力。过分紧张会使医师很难了解情况，而且孕妇可能会有疼痛感觉。

(9) B 超检查：通过 B 超检查确认子宫大小有所增大、子宫内膜变厚、能够观察到典型的怀孕囊时，可以确认为正常子宫内怀孕。还可以诊断胎儿的大小和位置、是否是双胞胎、胎盘位置、羊水量、有无胎儿畸形等情况，在怀孕过

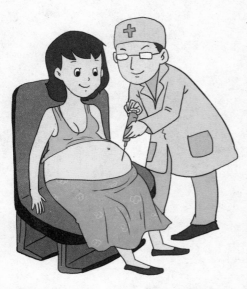

程中还会定期进行必要的 B 超检查。怀孕 12 周之前进行的是阴道 B 超检查，所以检查前最好憋尿。之后将进行腹部 B 超检查，需要多喝水将膀胱充满，这样才能使检查结果更加明显，但不宜喝碳酸饮料。

(10) 畸形儿筛查：是通过细长的针头抽取羊水后通过细胞培养检查染色体情况，是检查胎儿是否异常时的辅助检查方法。怀孕 10~13 周时进行第一次唐氏综合征筛查，怀孕 16 周以后可以进行四维彩超检查，这样精确度能达到 60%~70%，此时若观察到异常便需进行羊水检查。羊水检查多在怀孕 16~20 周之前进行。

需要说明的是，除了上述的检查安排之外，当孕妇年龄在 35 岁以上、分娩过染色体异常宝宝、配偶的染色体有异常、B 超检查时发现胎儿畸形、四维细胞检查结构为阳性、有习惯性流产经历、孕妇或者配偶有遗传病史等情况时，需要通过羊水检查来确认胎儿是否出现染色体异常或遗传疾病。